# 集中講義！おなかの身体診察
―フィジカル＆腹診で腹部症状に立ち向かえ

竹山病院内科
**中野 弘康**

医学書院

〈ジェネラリスト BOOKS〉

**集中講義！ おなかの身体診察**

——フィジカル＆腹診で腹部症状に立ち向かえ

発　行　2025年3月1日　第1版第1刷©

著　者　中野弘康

発行者　株式会社　医学書院

　　　　代表取締役　金原　俊

　　　　〒113-8719　東京都文京区本郷 1-28-23

　　　　電話　03-3817-5600（社内案内）

印刷・製本　三美印刷

本書の複製権・翻訳権・上映権・譲渡権・貸与権・公衆送信権（送信可能化権
を含む）は株式会社医学書院が保有します.

ISBN978-4-260-05786-8

本書を無断で複製する行為（複写, スキャン, デジタルデータ化など）は,「私
的使用のための複製」など著作権法上の限られた例外を除き禁じられています.
大学, 病院, 診療所, 企業などにおいて, 業務上使用する目的（診療, 研究活
動を含む）で上記の行為を行うことは, その使用範囲が内部的であっても, 私的
使用には該当せず, 違法です. また私的使用に該当する場合であっても, 代行
業者等の第三者に依頼して上記の行為を行うことは違法となります.

JCOPY 〈出版者著作権管理機構　委託出版物〉

本書の無断複製は著作権法上での例外を除き禁じられています.
複製される場合は, そのつど事前に, 出版者著作権管理機構
（電話 03-5244-5088, FAX 03-5244-5089, info@jcopy.or.jp）の
許諾を得てください.

＊「ジェネラリスト BOOKS」は株式会社医学書院の登録商標です.

# 序

　おなかのトラブルを訴えて病院を受診する患者さんはとても多いです。トラブルと一口にいっても，"おなかが痛い""おなかが腫れてきた"など，訴えはさまざまです。そんな患者さんを前に，私たちは患者さんから話を聞き，"なぜその症状が出るのだろう？"と病態生理を考えつつ，患者さんの苦しみに寄り添い，おなかを触りながらつらいところに手を当てて解決するための方法を考えます。おなかのトラブルに悩む患者さんにとって，病歴と身体診察の果たす役割がいかに大きいか……，本書を執筆しようと思ったきっかけはここにあります。

　でも，みなさん，普段，どのくらい病歴と身体診察を意識して診療していますか？
　医学生のころから病歴と身体診察の重要性は散々教わるはずですが，学生の間は生身の患者さんを診る機会がほとんどないので実感がわきません。医師免許を取得して現場に投入されても，目の前の所見がどんな意味をもつのかわからなければ，なんとなく惰性で病歴を聞いて診察もそこそこに画像検査（超音波検査やCT）へ……といったプラクティスを行ってしまう。これは決して珍しいことではないと思います。全国津々浦々の臨床研修病院で，悶々としている若手医師の方々は多いのではないでしょうか。

　私が研修を受けた大船中央病院には，病歴や身体診察を重視する文化がありました。私が身体診察にのめりこむきっかけとなったのは須藤 博先生の存在が大きいと思います。彼は自分自身のことを古きよき時代の内科医（old fashioned Dr）と言っていました[1]。古きよき時代というのは，まだ臨床現場にCTなどの診断機器が十分にない時代に患者さんを診療していた内科医のことです。今のように画像検査にeasyにアクセスできなかった時代の医師は，患者さんの悩みを何とか解決しようと五感をフルに使って診察していたことでしょう。須藤先生はベッドサイドラーニングをとても重視していました。患者さんの話をよく聞き，頭からつま先に至るまで観察を逃しませんでした。彼から教わった口伝の数々がクリニカル・パールとして私の脳裏に刻まれています。本

書では，症例を通じて紙面が許す限りパールを紹介しています。ぜひみなさま
の日常診療にお役立てください。

　患者さんの話す"病歴"に興味をもち，"病歴"から病態を想像してフォーカス
を絞った，"きりっとした身体診察"を行う。この一連の楽しさが本書を通じて
伝われば嬉しく思います。

　本書は，私がこれまで出会った患者さんを紹介しながら，私の思考過程と診
察所見をつぶさに記録し1冊にまとめたものです。本書前半の第1章「西洋
フィジカル」は，雑誌「medicina」の連載「ローテクでもここまでできる！　おな
かのフィジカル診断塾」(59巻5号〜60巻12号)の内容をベースに大幅に加
筆修正しました。また，この間，COVID-19後遺症で悩む患者さんを多数診
療する機会があり，その経験から東洋医学的な考え方を日常診療に取り入れる
ことの大切さを身に染みて感じました。第2章「漢方フィジカル」では，機能
性消化管障害を中心として，おなかの症状で悩む患者さんに，日本漢方独特の
診察である腹診を応用し，その有効性を示しました。本書をお読みいただけ
ば，腹部疾患に対して西洋と東洋のハイブリッドアプローチが可能になること
でしょう。ぜひ本書を有効活用していただき，おなかのトラブルで悩む患者さ
んを救うための一助にしていただければこれ以上の喜びはありません。

　最後に謝辞を述べたいと思います。第1章「西洋フィジカル」では，須藤 博
先生(大船中央病院)に動画をご提供いただきました。須藤先生の身体診察への
好奇心と飽くなき探求心を尊敬しています。第2章「漢方フィジカル」では，
吉永 亮先生(飯塚病院漢方診療科)に腹診の画像を提供していただきました。
吉永 亮先生とご縁ができたのは，医学書院「総合診療」編集室の山内 梢氏のお
陰です。また，本書の発行にあたっては，医学書籍編集部の天野貴洋氏に大変
お世話になりました。この本が日の目を見ることができたのは，天野氏のお陰
です。この場を借りて厚く御礼申し上げます。

　最後に，日々出会う患者さんとそのご家族様とのご縁に感謝します。そして
本書を手に取っていただいた読者のみなさまとの出会いにも感謝します。本書
を通じて，少しでも私の臨床に対する思いが伝われば幸いです。

1）須藤 博：医学古書を紐解く 11（最終回）Old-Fashioned Doctor からの助言―Fred HL.
　　『Looking Back（and Forth）；Reflections of an Old-Fashioned Doctor』. medicina 60：
　　2176-2177, 2023


2025 年 1 月

中野弘康

# 執筆者紹介

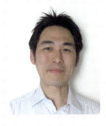

### 中野 弘康（なかの ひろやす）

2008年東邦大学卒業。大船中央病院で臨床研修。フィジカル指導医の須藤 博氏と出会う。その後，聖マリアンナ医科大学の消化器内科にて消化器の専門研修を行う。たまたま4か月間の出向で夜間救急室の内科指導医を行った経験が糧となり，川崎市立多摩病院の総合診療センターの立ち上げに参画した。その後，大船中央病院での内科勤務を経て，2024年より現職。高齢者の多い地で訪問診療，病棟，外来診療に従事している。週1回は相模原市内の総合病院で内科外来を担当している。COVID-19流行後，後遺症で悩む患者さんを診療するたび，既存の西洋医学アプローチでは治療が困難な状況に遭遇した。悩みながら診療するなかで，東洋医学（漢方薬と鍼灸）をうまく併用すると患者さんのつらい症状が改善されることを経験し，東洋医学にすっかり魅了されてしまった。好きな言葉は「心身一如」「一期一会」。日々の臨床で出会う患者さんとの縁を大切にして，心と身体を切り離さずに診療することを信条としている。

# 付録 Web 動画のご案内

下記の QR コードもしくは URL よりサイトにアクセスしてください。

https://igsmov.igaku-shoin.co.jp/onakanophysical05786/movielist/

- 動画は PC，タブレット端末，スマートフォン（iOS，Android）でご覧いただけます。
- 動画再生・ファイルダウンロードの際の通信料は読者の方のご負担となります。
- 動画は予告なしに変更・修正が行われること，また配信を停止することがございます。ご了承ください。
- 動画は書籍の付録のため，ユーザーサポートの対象外とさせていただいております。ご了承ください。
- 音声付きの動画もありますので，再生する際は周囲の環境にご注意ください。

# 目次

**■ 序** ..................................................................................................... iii

**総論**

フィジカル & 腹診術への誘い ............................................................. 002

**第1章 西洋フィジカル**

## おなかが痛い

虫垂炎　身体診察で虫垂の位置を当てる！ ....................................... 012

家族性地中海熱　虫垂炎にみえて虫垂炎ではない病気
　　―画像診断を鵜呑みにするな！ ................................................. 021

前皮神経絞扼症候群　画像検査で異常がみつからない腹痛 ............. 027

急性膵炎　おなかの"やけど" .......................................................... 035

急性胆嚢炎　Murphy sign だけじゃない！ ...................................... 044

腹腔動脈解離　おなかの音を聴きに行け！ ....................................... 050

脾破裂　デルマトームを意識して痛みの発生部位を把握しよう！ ....... 055

正中弓状靱帯圧迫症候群　身体の静かなる音に耳を傾けよう！ ......... 061

消化管穿孔　正常肝濁音界を習得すべし！ ....................................... 068

## おなかが膨満している

尿閉　真横からおなかを見てみよう ................................................. 073

腸閉塞　おなかの表面をじっと見てみよう！ ................................... 078

肝嚢胞　腹部膨満＋αの症状に注目 ................................................. 083

腹水　病歴と視診・打診から腹水貯留をみつけよう ........................ 089

肝硬変　多彩な身体所見を押さえよう ............................................. 095

腎動脈狭窄症　非消化器疾患でも常におなかの身体所見にこだわるべし ... 114

## 舌を見よう

巨舌　巨大な舌の背後に隠れた疾患は？ ........................................... 119

ピリピリする舌　病歴聴取＋舌の診察で鑑別疾患の幅が広がる！ ...... 127

ix

## 尿の色を見よう

黄疸　尿の色から病態を予想しよう！ ........................ 134

## 便の色を見よう

消化管出血　マグロにこだわりすぎた男性 ........................ 141

## 第2章　漢方フィジカル

### 機能性疾患は腹診でみよう

漢方フィジカル　望診，問診，腹診に挑戦してみよう ........................ 150

機能性ディスペプシア　血虚 ........................ 165

月経困難症・過敏性腸症候群　血虚 ........................ 182

過敏性腸症候群　脾虚 ........................ 195

慢性便秘症　瘀血 ........................ 201

慢性便秘症・精神不安　瘀血 ........................ 206

■ **索引** ........................ 221

## コラム

● 急性腹痛の患者さんでは問診と並行して必ずバイタルサインを評価しよう ........................ 004

● 飲酒量の尋ねかた ........................ 036

● 病歴聴取では what より why を重視しよう ........................ 056

● 女性のアルコール性肝硬変 ........................ 099

● 漢方を取り入れたきっかけ　患者さんのつらい症状の背景に思いを馳せる ........................ 161

● 漢方の使いかた―general appearance と漢方 ........................ 171

● 不定愁訴に隠れた貧血に介入する ........................ 188

● Calling, 縁を大切に，一例一例を大切に ........................ 211

装幀：松本聖典

# 総論

## 総論

# フィジカル & 腹診術への誘い

　おなかに関連した症状で病院を受診する患者さんは多いです。特に，腹痛はcommonな症状でありながら，考慮すべき疾患は消化器領域以外に，婦人科臓器，泌尿科，呼吸器，循環器，代謝・内分泌領域など多岐にわたるため，苦手意識をもっている方も多いでしょう。学生時代に，"臨床推論の基本は病歴と身体診察だ"と教わってきたのに，いざ多忙な現場に身を置くと，患者さんの話はどこへやら，"超音波やCT，内視鏡などの各種検査機器に頼ることが増え，いつの間にか，おなかを触ることすら省くようになってしまった……"という残念な声を聴きます。

　本邦の消化器病学は，もともと形態学を基盤として発展してきた学問であるため，目に見える異常を扱うことが根底にあります。したがって，超音波やCT，内視鏡などのモダリティを用いて，目に映る異常を探すのがスタンダードとされているのです。その一方で，目に見えない病態(＝検査で明らかな異常がない)を診ることに対して苦手意識をもつ方は多いと感じています。

## 急性の腹痛にはどう対応する？

　腹痛という症候を例にとって考えてみましょう。一般に"何時間前から"とか"数日前から"をonsetとする腹痛は，急性の腹痛(急性腹症)というくくりで，速やかな原因診断を重視します。多くの場合は炎症性疾患や血管障害が含まれることでしょう。前者には，ウイルス性腸炎，虫垂炎や憩室炎，虚血性大腸炎，胆嚢炎，膵炎などが挙げられます。一方，後者には，腸間膜動脈血栓症，腹腔動脈解離，腎梗塞などの見逃すと致死的な転帰をたどりかねない疾患群が含まれます。これらの疾患は目で見える異常が多く，画像検査の寄与度は必然

的に高くなります。

## 急性腹症の8割は病歴＋バイタルサイン＋身体診察で診断可能

急性疾患への対応は，実臨床で典型的な症例をなるべくたくさん診て，経験を積み重ねることが大切です。

ここで重要なのは，ただ診るのではなく，患者さんの病歴と身体診察をきちんと取って，身体に染み込ませることです。慣れてくると，診察室に入ってくるときの所作やバイタルサイン・表情だけで，大まかな疾患の方向性を見定めることができるようになります。

急性腹症の場合は病歴を語ってもらうのが難しい場合が多いため，痛みを訴える部位とonset（発症様式），time course（間欠的か，持続的か，進行性に悪化しているか）を意識して，医師が積極的に問診します。急性疾患全般にいえることですが，病歴聴取しながらバイタルサインを生理学的に解釈する姿勢も重要です(➡ 4頁，コラム「急性腹痛の患者さんでは問診と並行して必ずバイタルサインを評価しよう」)。

病歴＋バイタルサインで得られた情報からcommonな疾患，見逃すと致死的な転帰をとりうる疾患を想起します。その後，頭の中に思い描いた疾患をrule inするために身体診察を行います。言い換えると，特異度の高い身体所見を能動的に探しに行くのです。つまり身体診察は病歴とバイタルサインからあぶりだされた鑑別疾患を検証するために行うのです(動画1)。良質な病歴聴取＋バイタルサイン＋身体診察で急性腹症の8割は診断可能といわれており，画像検査は診断を確定するために行います。急性腹症の診療において，画像検査の有用性についてはあらためて述べるまでもありません。しかし，病歴聴取

▶ 動画1　おなかの身体診察を取るにあたっての心構え

https://igsmov.igaku-shoin.co.jp/onakanophysical05786/01

や身体診察をスキップして得られた画像では，異常を指摘し損ね，本来の症状とは異なる異常所見に振り回されてしまうリスクをはらんでいます。

急性の腹痛や腹部膨満など器質的疾患によるおなかのトラブルへのアプローチ法は第1章「西洋フィジカル」で症例を呈示して解説します。

> **コラム**

## 急性腹痛の患者さんでは問診と並行して 必ずバイタルサインを評価しよう

バイタルサインとは，患者さんの病態や診断を教えてくれる生命徴候です。血圧，脈拍，体温，$SpO_2$ を指しますが，呼吸数と意識レベル，尿量も含めて評価します。バイタルサインは，身体の中で起こっている急性の変化を数値として捉えています[1]。慢性的な病態，たとえば数か月前や数週間前からの腹痛は，バイタルサインに異常を呈することはありません。「数日前から」「昨日から」「さっきテレビを見ていたとき」などの突然発症ないし急性発症の腹痛では，多くの場合，バイタルサインに異常を呈することが多いです。バイタルサインを評価するためには，その前提として病歴が必須であることがわかるでしょう。

筆者は，急性腹痛では血圧と脈拍数，呼吸数を重視しています（本邦の多くの医師は体温を重視する傾向にあると感じます）。血圧と脈拍数が重要なのは理解できますが，なぜ呼吸数を重視するのか。バイタルサインをみる意義について考えましょう。

バイタルサインをみるということは，血液の pH を正常に保とうとする生体の生理的なメカニズムを知ることを意味します。循環障害が原因で腹痛を呈し，血液がアシドーシスに傾いた場合を想像しましょう。生体はアシドーシスを是正するために，腎臓と肺で pH を正常にもっていこうと代償反応が惹起されます。生理学で学んだ Henderson-Hasselbalch の式を覚えていますか（図1）。log などが出てきて何やら難しそうですね。実臨床では Henderson の式で理解するとよいでしょう。つまり，血液中の pH は肺と腎臓で規定されることがわかります[2]。敗血症や腸管虚血で血液が

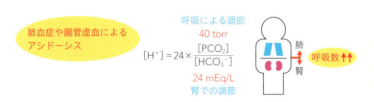

図1 血液のpHは肺と腎で規定される
〔須藤博：Dr. 須藤の酸塩基平衡と水・電解質，中山書店，2015より改変〕

アシドーシスに傾いたときに呼吸・腎での調節が行われ，結果として呼吸数が速くなるのです。急性経過の腹痛患者さんを診たら，ぜひこの式を頭の片隅に思い浮かべて，バイタルサインを把握してください。そうすると，血液ガスや乳酸(lactate)を評価できるようになるはずです。昨今は血液ガス分析装置の簡易検査で乳酸の値が瞬時にわかるようになりました。

　急性腹痛において，バイタルサインでは，血圧・脈拍数・呼吸数を中心に，体温や$SpO_2$値をチェックしつつ，全身の外観，つまりは顔色不良や冷汗の有無を同時に把握します。生体で血管ないし臓器が詰まる，ねじれる，裂ける，破れるなどの強い内因性侵襲が起こると，過剰な自律神経反応が惹起されます。このときに発動する自律神経が交感神経であり，その神経終末からはカテコラミンが放出されます(この生理反応をカテコラミン・リリースと呼びます[3])。生理的な反応として全身の血管は収縮し，心機能は亢進し，気管支は拡張します。それぞれ，α作用，β1作用，β2作用といいます。これをバイタルサインで表現すると，血圧は上昇し，心拍数(脈拍数)は上昇し，呼吸も頻回になるのです。自律神経は全身の諸臓器に分布していますが，交感神経が優位に働くのは血管と汗腺です。そのため，強い内因性侵襲が身体に加わると，冷汗や顔面蒼白，皮膚末梢の冷感が出現します。動脈解離や動脈塞栓症の患者さんを担当したことがある

方はおわかりでしょう。ベッドサイドに行くとシーツがぐっしょり濡れるほどの汗を浮かべ，顔面蒼白で，手足を触れるとなんともいえない冷たい感じ（皮膚の冷感）がします。これらの徴候は一度経験すると二度と忘れません。

　実臨床では，バイタルサインをただ見るのではなく，能動的に"視る"という作業が大切です。常に病歴と照らし合わせながらバイタルサインを解釈することで，患者さんの身体で起こっている病態を把握しましょう。

文献
1）徳田安春：バイタルサインでここまでわかる！OK と NG. カイ書林，2010
2）須藤博：Dr. 須藤の酸塩基平衡と水・電解質. 中山書店，2015
3）入江聰五郎，他：バイタルサインからの臨床診断. 羊土社，2017


# 慢性の腹痛にはどう対応する？

　一方で，慢性疾患にはどう対峙したらよいのでしょうか。ここでも腹痛を例にとって考えてみましょう。症例にもよりますが，なかには，月〜年単位で慢性・再発性の腹痛で悩んでいる患者さんを診ることがあります。腹痛だけではなく，頭痛やめまい・倦怠感などの非消化器症状を伴う場合もあります。訴えと痛みの原因となるはずの部位が解剖学的に一致せず，症状が多臓器にまたがって不定愁訴の様相をとるため，多くの医師が"ウッ"となってしまう状況が予想されます。ここで大事なのは「原因診断を急いで画像検査に走るよりも，ゆっくり病歴を解きほぐし，じっくり・ねっとり診察する姿勢を重視すること」です。このような患者さんでは，初診で診断がつくことは少なく，再診を重ねて良好な医師・患者関係を構築する過程で，病態が見えてくることもあります。

## ▌病歴聴取は 1 本のドキュメンタリー映画のように

　このような慢性腹部愁訴の患者さんに対しては，病に悩み，外来に訪れるまでの経緯が，まるで，1 本のドキュメンタリー映画のごとく再現される病歴聴取を心がけています。まずは病歴を自由に語ってもらい，病に悩み外来を訪れ

表1 慢性・再発性腹痛の鑑別診断

| 器質的疾患 | ・胆石発作の反復(胆嚢頸部へ嵌頓したり外れたり)<br>・上腸間膜動脈症候群(SMA syndrome)<br>・正中弓状靱帯圧迫症候群<br>・好酸球性胃腸炎<br>・家族性地中海熱<br>・腹部てんかん,腹部片頭痛<br>・前皮神経絞扼症候群<br>・急性間欠性ポルフィリン症<br>・鉛中毒<br>・遺伝性血管性浮腫 |
|---|---|
| 機能性疾患 | ・機能性消化管障害(FD,IBS)<br>・胆道ジスキネジア<br>・中枢介在性腹痛症候群 |

〔國松淳和:診察日記で綴るあたしの外来診療. 丸善出版, 2021 より改変〕

るまでの軌跡を共有し,受け入れることから始めます。

病歴聴取で行き詰まったときには,以下の2つを問診すると思いがけない情報が得られることが多いと感じています。

①これまでに同様の痛みを自覚したことはありますか?
②どうしてそのような痛みが出ると思いますか?

この質問の意図は,腹痛が,慢性・再発性かどうか確認すること,そして,腹痛に対する患者さんの思い(解釈モデル)を聞くことにあります。

慢性・再発性の腹痛を認識した時点で考慮するとよい疾患群をまとめた表を提示します(表1)。一見すると uncommon な疾患ばかりのように思われますが,実臨床で普通に遭遇するので,記憶の片隅にとどめておくと役立つときがきっとくるでしょう(本書でもいくつかの疾患を扱っています)。

解釈モデルを聞くことで,患者さんが腹痛を自覚するに至った背景を理解できるようになります。みなさんも,"親しい友人とケンカをしたあとに何となくおなかが痛くなった"という経験をしたことがあるでしょう。人間という生き物は不思議なもので,つらい体験をすると自らの症状をうまく表現できず,腹痛や頭痛といった身体症状に置き換えてつらさを訴えるのではないでしょう

フィジカル&腹診術への誘い 007

か。多忙な日常診療のなかでも，何らかの身体症状を訴えてきた患者さんに，検査をして異常がなくとも，「その症状を生むに至った背景は何なのだろう」と思いを馳せる余裕が欲しいものです。

## 器質的疾患がなければ機能性疾患を疑おう

器質的疾患を見い出せなかった場合，すぐに"メンタル"とか"身体症状症（身体表現性障害）"といった病名のもと，心療内科や精神科に患者さんを送る医師を目にしますが，その姿勢に警鐘を鳴らしたいです。明らかな器質的疾患がないと認識した時点で，機能性疾患の検討に移ることをお勧めします。同時に，患者さんには，"検査をした結果，臓器そのものに異常はないが，臓器と臓器をつなぐネットワーク（自律神経）にバグ（不具合）が生じて，うまく機能しなくなっている"と説明するとよいでしょう。

実臨床で多く遭遇する機能性病態は，機能性ディスペプシア（functional dyspepsia；FD）や過敏性腸症候群（irritable bowel syndrome；IBS）に代表される，機能性消化管障害（functional gastrointestinal disorders；FGIDs）でしょう。これらは血液検査や画像検査で明確な異常が認められないが，慢性的な胃痛・便秘/下痢で日常生活に支障が生じる疾患群です。FGIDs は日常臨床で非常に common ですが，器質的疾患の除外が重要であるため，内視鏡検査にて悪性腫瘍や炎症性腸疾患を除外します。最近では，FGIDs の病態形成に消化管粘膜の微小な炎症が関与し，腸管の知覚過敏が認められることがわかってきましたが，多くは自律神経の脆弱性が背景にあり，ストレスや疲労が誘因となって消化器症状が出現します。それゆえ FGIDs の診断に病歴は必須ですが，一方で身体診察はどうでしょうか。成書を紐解いても，FGIDs の診断基準に身体診察の項目はありません。

## 機能性疾患は腹診でみよう

昨今，筆者は FGIDs こそ，"身体診察が大切だ！"と認識するようになりました（動画2）。身体診察といっても，学生時代の OSCE で学ぶ消化器の診察を指すのではありません。ここでいう身体診察は，腹診（ふくしん）を指します。"腹診ってなんだ？"と思いますよね。漢方医には親和性が高い腹診ですが，西洋医学をベースに学んできた医師にとって腹診はハードルが高いと感じ

るのではないでしょうか？ 筆者は，FGIDsの患者さんに腹診を行って漢方治療（漢方薬＋鍼灸）を選択し，つらい症状が緩和されたことを数多く経験してきました。もともと西洋医学どっぷりの世界に浸かってきた筆者にとって，腹診＋漢方との出会いは僥倖でした。ぜひ本書を通してみなさんともその感動を共有したいと思います。「漢方フィジカル─望診，問診，腹診に挑戦してみよう」の項で，筆者なりの腹診のTipsを述べます（→ 150頁）。また，第2章では，症例を示して慢性腹部愁訴への対応を考えていきたいと思います。

　それでは，楽しい消化器病のワンダーランドに出かけましょう。

▶ 動画2　機能性消化管障害の身体診察

https://igsmov.igaku-shoin.co.jp/onakanophysical05786/02

第1章

# 西洋フィジカル

おなかが痛い

# 虫垂炎

## 身体診察で虫垂の位置を当てる！

**症例** 30代男性

**主訴** 腹痛

**現病歴** 腹痛のため午前3時に walk in にて当院救急室を訪れました。どうやら今回が初めての痛みのようです。

「午後5時頃からみぞおちのあたりがなんとなく痛くなってきました。そうこうしているうちに吐き気がしてきて，食欲がありませんでした。午前2時になって，痛みが我慢できなくなり歩いて病院を受診しました……」

**追加情報** 発熱なし。悪寒なし。渋り腹はないが，なんとなく便意を催す

**既往歴** なし

**常用薬** なし

**アレルギー** なし

　この病歴は急性虫垂炎を想起させるに十分です。

　急性腹症の古典的名著である Cope の教科書[1]〔腹痛診療に携わる医師はすべからく読むべき名著です，邦訳『急性腹症の早期診断 第2版』（メディカル・サイエンスインターナショナル）もあります[2]〕には，急性虫垂炎の典型的な経過は P–A–T–F–L の順番で起こると記載されています（図1）。

## 病歴聴取では症状の出現順に注目！

　虫垂炎では，症状の出現する順番が非常に重要です。たとえば「痛みのあとで，嘔気・嘔吐があった」のか，「嘔吐のあとで痛くなった」のかが重要です。

012　第1章　西洋フィジカル

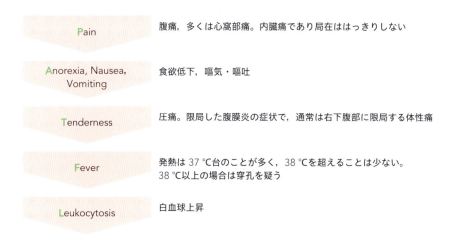

図1 急性虫垂炎の典型的な経過

　もし，嘔吐が先行して，そのあとから腹痛がきたとすると，それは虫垂炎の可能性は低く，むしろ急性胃腸炎を考えたほうがよいでしょう．

　嘔気・食欲低下は急性虫垂炎患者の8割にみられる感度の高い症状で，"ご飯をがっつり食べてきた"と患者が言えば，それは虫垂炎ではない可能性が高いです．注意したいのは，右下腹部の圧痛（McBurney点の圧痛）や白血球上昇は，症状が出現してしばらく経ってから起こるということです．すなわち"白血球上昇がない＝虫垂炎ではない"という公式は通用しません．白血球上昇という情報は特に発症初期の虫垂炎の診断には感度が低く，なくても否定することはできないのです．

　症状の出現順が診断に役立った例を挙げましょう．10年ほど前，とある大学の医務室に勤務していたとき，女子学生が青白い顔をして，"先生，気持ち悪い……"といって私のもとを訪れました．起床時から心窩部に鈍痛があり（本人は胃痛と言っていました），いつもはもりもり食べるはずの朝ごはんが食べられなくて，嘔気も自覚していました．発熱はなく，歩行で下腹部に痛みが響くこともありません．この病歴から，私は虫垂炎を疑いました．患者さんをベッドに寝かせて右下腹部をやさしく触診すると，深い触診で少し顔をしかめて percussion tenderness は陰性でした．この所見から腹膜炎には至っていないだろうと判断しました．病歴と身体所見からは，虫垂炎に矛盾しないであろ

うと考え，近隣の医療機関に紹介しました。腹部超音波検査では虫垂の腫大があり，血液検査では白血球がわずかに上昇していました。緊急手術が施行され，病理診断は蜂窩織炎性虫垂炎でした。病歴とフィジカルで虫垂炎を見立てることの大切さを実感した症例でもありました。

さらに言えば，下痢が主訴の例もあります。一般に虫垂炎では下痢はきたしにくいといわれていますが，骨盤腔深くに下がった虫垂炎では直腸周囲に炎症が及んで渋り腹が起こり，患者は「下痢」と表現することがあります。注意深く話を聞くと，いわゆるウイルス性腸炎のような水様性下痢ではなく，"少量の便が排泄されるが，頻回に便意を催してトイレに駆け込む"という病歴が聴取されます。これを私は"うんちしたい症候群"と呼んでいますが，この病態には虫垂炎のほかに危険な病態が包含されています。一例を挙げると，直腸がん，腹部大動脈瘤（AAA）破裂，異所性妊娠⇒腹腔内出血など……。詳細は山中克郎先生，玉井道裕先生の『かんかんかん TO 鑑別診断』（金原出版）[3]に記載されていますので一読をお勧めします。

さらに，炎症が膀胱側に及べば頻尿や血尿が主訴となることもあり，尿中白血球・赤血球が陽性になることすらあります。ここで尿路感染症と早合点しないことも重要です。

## 身体所見を見てみよう

さて，くだんの患者さんの身体所見を見てみましょう。

来院時のバイタルサインは血圧 112/56 mmHg，脈拍 88 回/分，体温 36.7℃，呼吸数 18 回/分，SpO$_2$ 96%（室内気）で，全身外観は顔色不良で，少し気持ち悪そうにしていました。病歴から，急性虫垂炎の可能性はかなり高く見積もっていたので，当然，身体診察も"虫垂は腫れているに違いない"と想像しながら，確認しに行きます（ココ，重要！）。下痢や渋り腹はないようですが（あれば炎症の波及部位が想像できるので儲けもの），身体診察を追加することで，虫垂の向きもおおよそ予想できます。

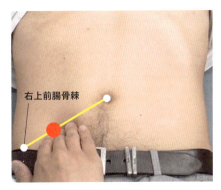
図2 McBurney点の圧痛

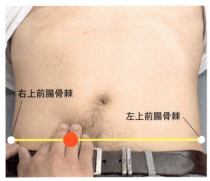
図3 Lanz点

## 虫垂炎で押さえておきたい身体診察

　ここで確認しておきたい身体診察を述べましょう。これらを一連さ〜っと確認します(動画1, 2)。

### ① McBurney点の圧痛

　虫垂の付着部であり，右上前腸骨棘と臍を結ぶ線の外側1/3の点です。虫垂炎を疑えば真っ先に確認します(図2)。典型的な虫垂炎では，圧痛の範囲を指1本で指し示すことができます。

### ② Lanz点

　虫垂の先端です。左右上前腸骨棘を結ぶ線の右側から1/3の点です(図3)。

 動画1　虫垂炎の身体診察

https://igsmov.igaku-shoin.co.jp/
onakanophysical05786/03

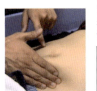 動画2　症例1の身体診察
（McBurney点の圧痛，Rovsing sign，Rosenstein-sign，腸腰筋徴候，閉鎖筋徴候）

https://igsmov.igaku-shoin.co.jp/
onakanophysical05786/04

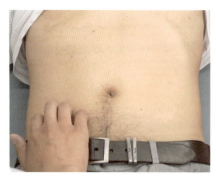

図4　pain on percussion
指でポンポンと軽く打診をして，痛みが増強するかをみる。

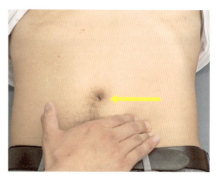

図5　Rovsing sign
下行結腸を右側に押して圧痛が出るかをみる。

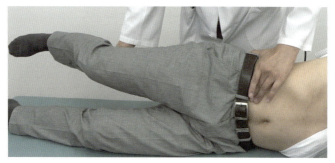

図6　腸腰筋徴候
左側臥位で右足を曲げた状態から伸ばした際に，右下腹部痛が出現するかをみる。

③腹膜刺激徴候

　外科医は Blumberg sign(rebound tenderness)の確認を好むようですが，かえって患者さんの苦痛を増すだけという意見もありますので，私はこの所見にはこだわりません。むしろ，percussion tenderness(pain on percussion，打診で痛みが増強するか，図4)や咳嗽試験・歩行時の腹痛などの所見を重視し，これらが陽性であれば「腹膜炎あり」と判断しています。

④ Rovsing sign

　仰臥位で下行結腸を下から右に押し上げるように圧迫すると右下腹部痛が増

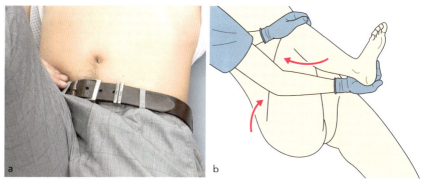

図7　閉鎖筋徴候
仰臥位で右膝を立てた状態で右膝を内側に回し、痛みが誘発されるかをみる。

強します（図5）。

#### ⑤ Rosenstein sign

左側臥位のほうが仰臥位より圧痛が増強します（重力の影響で虫垂が伸展するためといわれています）。

#### ⑥腸腰筋徴候

左側臥位で右足を曲げた状態から伸ばした際に，右下腹部痛が出現します（図6）。これは炎症が腸腰筋まで波及していることを意味し，盲腸の背側に炎症が波及するような病態では有効です（本症例では陽性でした）。

#### ⑦閉鎖筋徴候

仰臥位で右膝を立てた状態で右膝を内側に回すと，痛みが誘発されます（図7）。炎症が閉鎖筋に波及すると陽性反応がみられます。

#### ⑧直腸診

端折られてしまうことも多いですが，私は虫垂炎を疑った全例で行っています。McGeeによると虫垂炎における直腸診の圧痛は感度41％，特異度77％と低く，エビデンスは乏しい（したがって行う意味は乏しい？）といわ

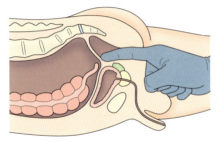

図8 直腸診
骨盤内虫垂炎の場合，骨盤腔の右側に圧痛を認める。

れる傾向があります[4]。しかし，身体診察のエビデンスは"誰がとった身体診察かによって解釈が異なる"という言葉(Joseph Sapira 先生や須藤 博先生)を信じて，経験が浅い若手医師ほど，直腸診を端折らずに行いたいものです。虫垂炎の典型例では，骨盤腔の右側に圧痛を認めることが多いです(図8)。

多くの身体診察がありますが，これらの手技や，その感度・特異度を盲目的に覚えるのではなく，目の前の患者さんの虫垂の解剖学的な位置や方向をイメージしながら，身体診察を取るのが大切であることを強調します。

## 本症例のアプローチ

さて，病歴と身体診察を踏まえて，私はこう考えました。

- おそらく急性虫垂炎であることに矛盾はしないだろう。
- 発症から 8 時間ほど経過し，自覚症状は心窩部痛にとどまっているが，右下腹部には明瞭な圧痛と，弱い腹膜刺激徴候もある。腸腰筋徴候が陽性かつ直腸診で軽度圧痛があることから，おそらく骨盤腔内に先端が向いているだろう。
- 炎症は白血球が 12,000/μL 程度かな，CRP はまったく上昇していないだろうなあ〜(慣れてくると血液データもぴったり当たることが多いです)。
- あっても蜂窩織炎程度かな〜。

このようなあたりをつけて採血と腹部 CT を行いました。ちなみに腹部超音波検査も行いましたが，本症例の場合は腸管内ガスが多く，評価が困難でし

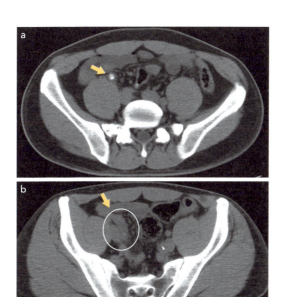

図9 症例の腹部CT像
a：虫垂根部に糞石を認め(矢印)、腸腰筋前面に接しています。
b：虫垂は12 mmに腫大し(白丸)、虫垂の先端は盲腸の背側から骨盤腔内に潜り込んでいます(矢印)。

た。CTへのアクセスが悪い場合は、まず超音波検査で虫垂腫大の有無を評価してみることをお勧めします。慣れないうちは、結果の解釈が難しいこともあるので、臨床検査技師と仲良くなって、虫垂炎疑いの患者さんの超音波検査をオーダーしたときには一緒にくっついて、いろいろと教わるとよいでしょう。

結果は、白血球：13,700/$\mu$L, CRP：0.24 mg/dLと予想通りでした。腹部CTでも予想通り、盲腸の背側にくるんと回った虫垂を確認できました(図9)。さらに、虫垂根部に糞石があり、腸腰筋前面に腫大した虫垂が接しています。このCT所見から腸腰筋徴候陽性もうなずけます(まさにCTは答え合わせのために用いるのです！)。

さっそく当直の外科医にコンサルテーションし、外科入院しました。その後、患者さんと主治医の相談の結果、保存的治療が選択されることとなりまし

た。

　研修医のみなさんはとかく人名のついたスコアがお好みのようです。虫垂炎ではAlvarado scoreが有名で，カンファレンスでは"スコアが〇点だから，虫垂炎は否定的です"などとプレゼンテーションする場面に遭遇しますが，スコアはあくまでスコアであり，実際に目の前にいる患者さんは，1人ひとり異なります。身体診察を実践するには，良質な病歴を聴取し，きちんと鑑別を頭に入れておかなければなりません。そうすることで，フォーカスをきりっと絞った診察を行うことができるのです。スコアの枝葉末節を覚えるより，1人ひとりの患者さんの病歴や身体診察を取りこぼしなく取れるほうがはるかに大切です。そこは強調したいと思います。

　病歴と身体所見から虫垂炎の場所を推測することができるのは，急性虫垂炎診療の醍醐味かもしれません。

文献 ─────────

1) Silen W：Cope's Early Diagnosis of the Acute Abdomen, 22nd ed. Oxford University Press, Oxford, 2010
2) 小関一英：急性腹症の早期診断 第2版．メディカルサイエンスインターナショナル，2012
3) 山中克郎，他：かんかんかん TO 鑑別診断．金原出版，2019
4) McGee S(著)，徳田安春，他(監訳)：マクギーのフィジカル診断学　原著第4版．診断と治療社，2019

おなかが痛い

# 家族性地中海熱

## 虫垂炎にみえて虫垂炎ではない病気
## ―画像診断を鵜呑みにするな！

　病歴と身体所見をもとに展開する臨床推論で，画像検査をオーダーする前にあらかた臨床診断は可能です。画像診断は臨床診断と合致することが多いですが，今回提示する症例は，CT で指摘された異常がその病気ではなかったというケースです。

**症例** 30 代男性

**主訴** 腹痛

**現病歴** 来院 1 日前に下腹部痛あり，同時に 37.8℃の発熱と悪寒を自覚しました。下痢はありません。"腸炎"と思ったそうです。体を動かすと痛く，歩行で痛みが響きます。sick contact なし。生ものの摂取なし。腹痛が気になり受診しました。病院入館時に発熱があったため，発熱外来を walk in にて受診しました。

**既往歴** なし

**常用薬** なし

**アレルギー** なし

**バイタルサイン** 全身状態良好，血圧 120/60 mmHg，脈拍 109 回/分，体温 37.9℃，呼吸数 18 回/分，SpO$_2$ 97％（室内気）

**身体所見** 頭頸部および胸部に明らかな異常なし。腹部は，下腹部の臍〜恥骨結合を結んだ線の中点から McBurney 点にかけて広い範囲で圧痛あり，percussion tenderness あり，軽い打診でも顔をしかめる。

　COVID-19 が猛威を振るっていた時期に経験した症例です。当時は「発熱＝COVID-19」の構図で，発熱のある患者さんは，症状にかかわらず，発熱外来

を受診して COVID-19 を否定してから，当該科の外来を受診する流れになっていました。

## どうアプローチするか

　患者さんの病歴を紐解きます。腹痛診療における病歴聴取で重要なのは，"発症様式""持続痛か間欠痛か""内臓痛か体性痛か関連痛か"を明らかにすることです。このプロセスにより，腹痛の病態生理(血管障害か炎症性病態か)を推測し，腹痛の部位が解剖学的に腸管か，漿膜(腹膜)かどうかも推測できます。

　今回の患者さんは，来院 1 日前からの腹痛であり，突然発症ではありません。歩いて発熱外来を受診できていますし，sick な印象はないようです。歩行時に響くような痛みは，体性痛が示唆され，腹膜炎を反映した症状と考えられます。したがって，腹膜炎を呈する下腹部痛をきたす病態を考えればよいのです。下腹部痛と発熱からは，当然，虫垂炎の可能性を疑いたくなります。しかし，本当にこの患者さんは虫垂炎なのでしょうか……。

　急性虫垂炎は症状に順番があります(➡ 13 頁の図 1 参照)。実臨床では，"この患者さんは急性虫垂炎かな？"と認識した時点で，これらの症状の順番に当てはまるかどうかを確認しましょう。

　本症例は急性虫垂炎の march of events に該当するでしょうか。病歴を紐解くと，下腹部痛とほぼ同時に発熱が出現しています。先行する心窩部痛はなく，嘔気もなく，食欲低下もありません。以上の病歴からは"急性虫垂炎の可能性は低い"と判断できます。さらに，圧痛は指 1 本の狭い領域ではなく，下腹部の広い範囲に認めます。この点も典型的な虫垂炎に矛盾する所見と考えられます。

　病歴と身体所見を踏まえると，急性虫垂炎の可能性はぐっと下がりました。それでは診断は何でしょうか。

　診断に行き詰まったときは，"患者さんに聞いてみる""過去に同じような症状がなかったかを確認する"のです。そして，"過去のカルテを参照する"のです。ちょうど，半年ほど前に，この患者さんは，やはり同じように腹痛と発熱で消化器内科外来を受診していました。そのときのカルテを示します(図 1)。

```
S)
下痢なし
吐き気なし
O)
BT：37.4℃
軽度下腹部に圧痛あり
A)
#腸炎？
#憩室炎？
7/13 受診。採決，CT も勧めたが，まずは内服で様子を見てみるとのことであった。
ミヤ BM 処方，腸管安静指示。
P)
悪化時再診お願いした。
```

図1　5か月前のカルテ

　当時の担当医は"腸炎？"ということで，悪化時再診としています。私は，この経過が気になりました。"ひょっとして，この患者さんは，発熱と腹痛を繰り返していないだろうか"。患者さんに，以下のように聞きました。

Dr これまでにも同じような腹痛と発熱を繰り返していたのではないですか？
Pt はい。そうなんです。毎回，2〜3日で自然によくなってしまうので，病院に行っても，"よくわからない"と言われるんです。これまでにも，この症状でいろんな病院を受診したのですが，その都度，"腸炎じゃないの？"と言われていました。

　この患者さんとのやり取りを通じて伝えたいメッセージがたくさんあります。まず，腸炎という病名を思い浮かべた時点で，腸炎ではない病気を考える必要があります。藤田芳郎先生が medicina で「胃腸炎は難しい」という素晴らしい総説を書かれています[1]。救急室や内科外来で"急性腸炎"という診断を下した場合，"本当に腸炎でよいのだろうか？"と不安を覚えるのが健全です。私もこの原則に何度助けられたかわかりません。
　腸炎というからには，基本的に下痢を伴っていなければなりません。この患者さんは下痢を伴っていませんので，まず腸炎という診断自体が適切かを振り返る必要があるでしょう。しかも，腸炎を繰り返すという現象にも違和感を覚

えてほしいです。ここで私たちが議論する腸炎というのはウイルス性腸炎を指すことが多く，その場合は特に治療しなくても自然軽快します。今回は下痢を伴っていないですし，発熱と腹痛が同時に出現するのは腸炎にしては非典型的な病歴です。腸炎の典型的な臨床経過は"吐き下し"といって，嘔気から始まり，下痢に至ります。以上の考察から，この患者さんは"腸炎の可能性は低い"ということがわかります。

　ここまでの議論をまとめましょう。構図としては，"慢性・再発性の下腹部痛と発熱で，漿膜炎を伴う"になります。このキーワードから，家族性地中海熱(familial mediterranean fever；FMF)が考えられるでしょう。FMF の診断・治療に関して，國松淳和先生が臨床に即して実践的に記述されていますので，一読をお勧めします[2]。

# 腹部 CT を撮ってみると

　さて，この患者さんは病歴と身体所見から得られた情報で，FMF を疑い，腹部 CT を撮像しました(図 2)。しかしながら，CT の読影結果は……急性虫垂炎です(表 1)。

　この読影結果を額面通り受けとると，"虫垂炎じゃないですか！　すぐ外科コンサルト！"となってしまいます。病歴や身体所見の情報をスキップして，下腹部痛の臨床症状だけで CT を撮像し，腫大した虫垂が認められれば，(特に疑いもなく)急性虫垂炎と診断され，そのまま外科へ送られ，抗菌薬点滴→手術という流れになることは予想できます。幸いにも，私が当時勤務していた病院には，病歴を重視する外科医がいました。私のコンサルトを聞いた外科医は，"画像上は確かに虫垂が腫れていますが，急性虫垂炎の臨床経過にそぐわないので，手術適応ではないと思います。内科的な診断と治療を優先してください"と適切な判断をしてくれました。

　私は FMF の可能性が高いことを患者さんに説明し，コルヒチン錠 0.5 mg の内服を開始したところ，その後，腹痛も発熱も再燃なく元気に過ごしています。後日，患者さんの同意を得たうえで遺伝子解析を行ったところ，異常が確認されました(ただ，実臨床に遺伝子解析は必須ではないという意見もあります)。

024　第 1 章　西洋フィジカル

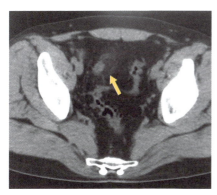
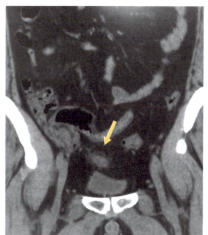

図2　腹部単純CT

表1　放射線科医の読影レポート

| 所見情報 | |
|---|---|
| 所見 | 当院では初回CT。<br><br>free airなし。胸腹水貯留なし。<br>虫垂は12 mm径までに軽度腫大，緊満あり。<br>周囲に限局しているが，脂肪織混濁を伴い，急性虫垂炎を考える。<br>腫瘍を積極的に疑う所見，糞石は認めない。<br>壁は軽度肥厚。連続性は保たれているようで，膿瘍形成なし。<br>結腸に多発憩室あり。憩室炎は認めない。小腸の液貯留は軽度。<br>浮腫や閉塞機転なし。<br>脂肪肝あり。<br>胆嚢底部に軽度壁肥厚あり。胆嚢炎は指摘できない。<br>左腎結石あり。水腎症なし。胆，膵，副腎，脾に異常所見なし。<br>肺尖にブラあり。活動性肺炎像や肺腫瘤なし。 |
| 診断 | ・急性虫垂炎（蜂窩織炎性）疑い<br>・脂肪肝，胆嚢腺筋腫症 R/O，腎小結石，肺尖ブラ |

# 繰り返す腹痛と発熱には家族性地中海熱を考えよう

　FMF は，慢性・再発性の経過をとり，漿膜炎・発熱で受診します。再発性の経過で，かつ，その都度，短期間で自然軽快する腹膜炎の鑑別には，ぜひFMF を挙げてください。そして，通常の虫垂炎に比べて，FMF を背景とした虫垂炎では，圧痛の範囲が広い(広範な漿膜炎の存在による)のが特徴です。治療はコルヒチン 0.5〜1.0 mg/日で維持し，3 か月〜半年は継続内服させ反応をみるのがよいとされています。

　CT で虫垂の腫大を認めても，焦らず，本当に虫垂炎の診断でよいのか，自問自答する姿勢が大切だと思います。

　今回は，画像で見えた異常＝目に見えた異常がその病気ではなかった実例を提示しました。目に見える異常ばかりにとらわれると，物事の本質が見えなくなってしまう危険性があります。大切なのは，"患者さんが何に困って病院を訪れたのか"を明らかにして，それを解決する方法を考えることです。そのためには，患者さんの話をよく聞き，患者さんの身体に触れて臨床推論する基本姿勢が何よりも大切です。画像診断は 100％ではありません。病歴・身体所見からあぶり出された診断仮説を検証するのが画像検査です。ぜひ，五感をフルに使って，おなかの悩みで困って受診する患者さんに向き合いましょう。

文献
1) 藤田芳郎：胃腸炎は難しい．medicina 42：1020-1023, 2005
2) 國松淳和：家族性地中海熱．内科 131：58-62, 2023

おなかが痛い

# 前皮神経絞扼症候群

## 画像検査で異常がみつからない腹痛

　腹痛は日常診療で避けて通れない症状の１つです。腹痛の患者さんを診ないでもよいのは，大学病院をはじめとしたごく一部の特殊な環境にいる医師に限られるのではないでしょうか。しかも腹痛の患者さんは外来・救急室・病棟などセッティングを問わずやってきます。

　本邦ではCTという優れた検査機器が潤沢にあるため，腹痛患者を診たらCTへ送るという構図が成立している施設(医師？)が多いのではないでしょうか。聞いた話では，腹痛で受診した患者さんの病歴を聞く前に，CTをオーダーしてしまう医師もいるとのことです。これではいつまで経っても臨床能力は涵養されません。ことに腹痛診療においては，基本に忠実に病歴・身体所見をフルに活用することが求められます。

　今回提示する症例では，本邦の多くの医師がオーダーするCTがまったく診断の役に立ちません。逆に言うと，"おなかを痛がる患者さんのCTで腹腔内に異常が指摘できない"ことそのものに意味があるというケースです。

---

**症例** 60代女性

**主訴** １か月前からの腹痛

**現病歴** 右下腹部痛で複数の医療機関を受診していましたが，すでに腹部超音波検査やCT，上下部消化管内視鏡検査まで施行されており，異常がないことが確認済みでした。下痢や血便はなく，体重減少や食欲低下もありません。挙句の果てに担当医からは"画像で異常がみつからないから心身症でしょう。心療内科を受診してください"と言われて途方に暮れていたようです。

**身体所見** 一見した外観にsickさはなく，バイタルサインは安定しています。見た

目に重篤な様子はないものの，痛みのため日常生活には支障が生じているようです。

　さあ，どんな病気を考えますか。

　前項でも述べましたが，一般に，腹痛診療において病歴聴取で重要なのは，"発症様式""持続痛か間欠痛か""内臓痛か体性痛か関連痛か"を明らかにすることです。これにより，腹痛の原因が血管障害なのか炎症なのか，大まかに病態生理を推測することができます。虫垂炎のケース（➡ 12 頁）では，来院する数時間前から徐々に腹痛が悪化していましたよね。このように腹腔内の炎症性病態は，基本的に hours（時間）の経過で病態が悪化していきます。しかし，血管障害のように，血管がねじれたり，詰まったりする病態では，時刻が特定できるほどの痛み（突然発症）として認識できることが多いです。

　救急室に搬送される患者さんは，"○時○分からの腹痛"とか"○時間前からの腹痛"で受診することが多いと思います。このような突然発症ないし急性経過の腹痛に対しては，迅速な介入を行わなければ予後を悪くしてしまう病気（病態）を真っ先に考慮し，画像検査も並行して行うことを検討する必要があります。

　一方で，提示症例のような慢性経過の腹痛でバイタルサインも安定している患者さんの多くは，内科外来を訪れます。こうした場合は，CT に走って診断を急ぐのではなく，患者さんの病歴を解きほぐし，じっくりねっとり診察して，痛みの原因を探る，さながらシャーロック・ホームズ的な姿勢で臨みたいものです。

　慢性腹痛では，血管障害や炎症性病態が原因である場面は少なく，機能性ディスペプシア（functional dyspepsia；FD）や過敏性腸症候群（irritable bowel syndrome；IBS）などに代表される機能性消化管障害（FGIDs）である場合が多いです。その意味でも病歴を重視したいです。

## 身体診察では層に意識を

　また，身体診察では，"層"を意識します。これは山中克郎先生や國松淳和先

生も指摘しています[1,2]。病歴聴取では病態生理を意識しますが，身体診察では解剖を意識すると理解しましょう。"痛みを起こしている部位はどこだろう"と，腹壁から腹腔内に至るまでの，"皮膚，筋骨格/神経，腹膜，内臓，後腹膜臓器"を頭の中でイメージしながら（私はCTの横断像をイメージすることが多いです），解剖学的に表面から深部へ追って，腹部の層を意識しながら診察します。

さて，この症例ではどうでしょうか。下腹部の正中から1横指ぐらい右側に圧痛点がありました。percussion tendernessはなく，反跳痛もありません。すでに前医のCTで異常がないことがわかっていましたので，この時点で，鑑別の上位には腹壁由来の疼痛の可能性が挙がります。それでは，くだんの患者さんの身体診察をみてみましょう。

## どの層由来の体性痛？

図1をご覧ください。この身体診察はなんという手技でしょうか。Carnett signですね。以前，とある研修医に指導していたとき，Carnett signをカー

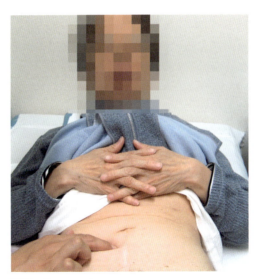

図1　Carnett sign

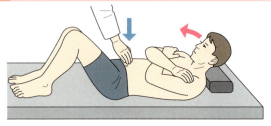

図2 Carnett signの手法と判定法
〔小滝和也：腹痛─鑑別を挙げるコツ https://www.slideshare.net/ta-koyakick/ss-56623527#9（2025年1月閲覧）より改変〕

ペットsignと呼んでいましたが，正しくは，カーペットではなくカーネットです（徳田安春先生の『こんなときフィジカル』の漫画にも同様のエピソードがあったと記憶しています[3]）。

　Carnett signが陽性になるのは，筋骨格/前皮神経由来の疼痛で，体動時に痛みが悪化することが多いです。笑いやくしゃみで痛みが誘発・増強した場合，われわれは患者の痛みを体性痛と捉え，腹壁，腹膜〜腹腔内臓器由来と解釈しますが，両者を鑑別するうえで有用なのがCarnett signです（図2）[4]。患者に仰臥位で両腕をクロスさせて胸に置かせ，わずかに頭部を挙上させ，腹直筋を緊張させた状態で腹部を触診します。圧痛が腹直筋を弛緩させた状態よりも増強すれば（すなわち圧痛が増強すれば），Carnett sign陽性と捉え，腹壁由来の疼痛と解釈し，腹筋挫傷，腹直筋血腫（rectus sheath hematoma；RSH），前皮神経絞扼症候群（anterior cutaneous nerve entrapment syndrome；ACNES）を考えます。

　腹筋挫傷は外傷の既往を確認します。RSHは運動中（バレーボールや柔道の練習）に発症することが多いです。これらはトリガーがはっきりしているため

診断に難渋することは少ないですが，ACNESは誘因なく発症します。時に何年も診断されないまま，消化器専門病院で，腹部超音波検査，CT, MRI，上下部消化管内視鏡検査まで施行されるものの，確たる異常所見がなく，挙句の果てに"どこにも異常がないので精神科に行ってください"と言われてしまうこともあります。

　みなさんは，「腹痛＝消化器内科」という認識をおもちでしょうか。誤解を恐れずに言えば，本邦の消化器内科医の多くは内視鏡医であり，興味の中心は消化管粘膜です。したがって，粘膜に異常がない腹痛患者を診るのが苦手という消化器内科医は多く，あらゆる検査をしたが異常のない腹痛ということで，内科に紹介されたり，はたまた心療内科に紹介されたり，というパターンが多い実感を私はもっています(國松先生の著書にも同様の症例が紹介されていますので一読をお勧めします[2])。消化器内科から原因不明の腹痛として内科に紹介されてきたら，ACNESを疑うというのは個人的なゲシュタルトです。

## ACNES を疑う所見

　ACNESは，腹壁の感覚を支配する肋間神経の前皮枝が，腹直筋を貫く部位(腹直筋前鞘)で，何らかの原因により圧迫されることで腹痛を呈する疾患です(図3)[5]。女性のほうが男性より約4倍多く，原因は外傷や手術瘢痕，急激な運動，肥満・妊娠などによる腹壁の緊張とされます。通常，腹直筋鞘の外側縁に痛みを自覚し，同部位の圧痛(トリガーポイント)を伴います。明確な診断基準はなく，基本的には除外診断ですが，過去の研究から提唱された診断基準を紹介します(表1)[6]。

　日常臨床においては，腹痛が限局＋Carnett signが陽性＋トリガーポイント注射による局所麻酔で疼痛が軽減することを確認できればACNESと考えます。特に，腹壁の直径2cm以下の小さな範囲に圧痛点があることが特徴で，患者さんは指1本で圧痛点を指し示すことができます。圧痛点周辺の皮膚には温痛覚過敏・アロディニアが75%以上にみられるとされ，私はアルコール綿の角っこを用いて温痛覚を評価しています。圧痛点周辺の皮膚をつまむと疼痛が増強する(＝pinch test陽性)ことも知られているので，確認するとよいでしょう(動画1)。和足孝之先生，徳田安春先生による秀逸なフィジカル動画で

前皮神経絞扼症候群　031

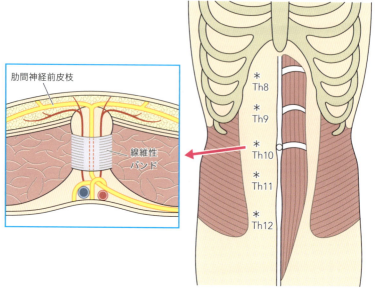

図3 肋間神経前皮枝の走行
〔Clarke S, et al：Abdominal cutaneous nerve entrapment syndrome. Contin Educ Anaesth Crit Care Pain 15：60-63, 2015 より改変〕

### 表1 ACNES の診断基準

- 腹壁の片側1か所に圧痛点がある（トリガーポイント）
- 圧痛点は腹直筋の外縁より内側で小さい範囲（<2 cm$^2$）に限局
- Carnett sign が陽性
- 血液検査・画像検査で異常ない
- 局所麻酔薬注入後，疼痛が軽快する（80%程度）

〔浅井 武，他：Anterior cutaneous nerve entrapment syndrome（ACNES）の2小児例．日小外会誌 53：944-948, 2017 より改変〕

### ▶ 動画1　前皮神経絞扼症候群（ACNES）の身体所見

https://igsmov.igaku-shoin.co.jp/onakanophysical05786/05

学ぶこともできます[7]。

## ACNESの治療

　治療は保存的治療と外科的治療があります。保存的治療には，トリガーポイント注射，薬物治療があります。局所麻酔のみのトリガーポイント注射で83〜91％の症状が軽快するとされます。診断が正しく，注射部位が適切であれば，5分程度で痛みは和らぎます。再発する場合は，繰り返し注射が可能です。

　薬物療法では非ステロイド性抗炎症薬〔NSAIDs（メロキシカム）〕やプレガバリンを内服させたり，海外ではリドカインパッチを貼ったり，カプサイシンクリームを塗る場合もあります。須藤 博先生は，治療難渋例にリドカイン塩酸塩ゼリーを手渡し，痛みを感じたときに表面に塗るよう指導しています（須藤先生との personal communication）。

　これらの保存的治療で効果が乏しい場合は，超音波ガイド下に責任神経を同定してリドカイン塩酸塩を注入する治療が行われたり，外科的治療（筋膜切開による神経の絞扼解除）が行われたりすることもありますので[8]，しかるべき施設への紹介が望まれます。

　本症例は，トリガーポイント注射を施行しました（動画2）。治療後，腹痛は改善しています（動画3）。

▶ 動画2　トリガーポイント注射の施行

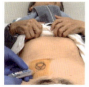

https://igsmov.igaku-shoin.co.jp/onakanophysical05786/06

▶ 動画3　トリガーポイント注射後

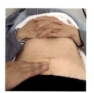

https://igsmov.igaku-shoin.co.jp/onakanophysical05786/07

文献 ────────────────────────────────

1) 山中克郎：高い代償. 総合診療 27：906-911, 2017
2) 國松淳和：蟻の穴. In 仮病の見抜きかた. 金原出版, 2019, pp90-11
3) 徳田安春：こんなときフィジカル. 金原出版, 2015, p168
4) 小滝和也：腹痛─鑑別を挙げるコツ
   https://www.slideshare.net/takoyakick/ss-56623527（2025 年 1 月閲覧）
5) Clarke S, et al：Abdominal cutaneous nerve entrapment syndrome. Contin Educ Anaesth Crit Care Pain 15：60-63, 2015
6) 浅井 武，他：Abdominal cutaneous nerve entrapment syndrome（ACNES）の 2 小児例. 日小外会誌 53：944-948, 2017
7) Watari T, et al：Anterior cutaneous nerve entrapment syndrome. BMJ Case Rep 12：e232765, 2019
8) Tsuchida T, et al：Nerve identification procedures are necessary for complete recovery from recurrent cases of anterior cutaneous nerve entrapment syndrome；a case report. Cureus 14：e26497, 2022

おなかが痛い

# 急性膵炎

## おなかの"やけど"

　"急性膵炎"と聞いてみなさんの頭にはどんなイメージが浮かびますか。比較的若い男性が脂汗をかきながら心窩部〜背部痛を訴えて受診する，高齢女性が心窩部痛と黄疸で受診する……などがよくあるプレゼンテーションかと思います(前者はアルコール性膵炎，後者は胆石性膵炎)。このような患者さんが救急室や内科外来を受診されたら，おそらくみなさんは何のためらいもなくCTをオーダーするでしょう。しかしCTがない施設でも，病歴・バイタルサイン・身体診察を駆使して膵炎の可能性を疑うことは十分可能です。膵炎患者の重症度評価に(造影)CTは有用ですが，膵炎の臨床診断は病歴・バイタルサイン・身体診察で決まりです。

　今回も，基本に忠実に病歴・身体診察をフルに活用していきましょう。

---

**症例** 40代男性

**主訴** 心窩部痛

**現病歴** 来院当日の明け方3時頃から心窩部痛，嘔気を自覚し，冷汗も伴ったため，午前6時に夜間救急室を受診しました。下痢はありません。初期対応を担当した研修医は急性胃腸炎と診断し，対症療法薬を処方し，帰宅としました。

---

　一般に，明け方は，当直医にとって魔の差す時間帯です(そんなことありませんか？)。なかば寝ぼけ眼で診察を担当した研修医は，患者さんを急性胃腸炎と診断して帰宅させてしまいました(午前6〜7時は危ない時間帯だと感じています。当直医にはあと数時間で当直が終わる……当直が終われば，俺は解放される……という一種の魔が差してしまうのではないでしょうか。逆に言え

035

ば，この時間帯の診療では絶対に誤診しないように気を張るぐらいがちょうどよいのかもしれません）。そもそもこの症例の救急室での対応は突っ込みどころが満載です。"下痢がないのに腸炎"という診断自体が危ないのですが……。「家族性地中海熱」の項(➡ 21 頁)で紹介した藤田芳郎先生の総説「胃腸炎は難しい」をあらためて参照いただきたいです[1]。

さて，くだんの患者さんは，帰宅後も心窩部痛が改善せず，その日の午前に私の担当する内科外来を受診しました。中年男性の心窩部痛を伴う嘔気は膵炎を疑いますね。真っ先に飲酒歴を確認したところ，アルコール度数 25%の焼酎 5～6 杯/日を毎日飲む大酒家と判明しました。

## コラム

### 飲酒量の尋ねかた

少し話がずれますが，みなさんは内科外来や救急室で患者さんにどのように飲酒量を問診していますか？"お酒は適量で"とはよく聞きますが，飲酒の適量は，純アルコール量に換算して男性 40 g/日，女性 20 g/日が上限とされています。20 g/日は 5%のビール 500 mL と同じで，純アルコール量を計算する場合，

摂取量(mL)×度数(%)/100×0.8

で求められます。

実際，患者さんに飲酒量を問診すると，"焼酎の水割りを 2 杯くらい飲んでいます"と，結構アバウトな答えが返ってくることが多いでしょう。これでは正確な飲酒量の把握はできず，行動変容を促すことができません。そのようなときには，"何 L のボトルが何日でなくなりますか？"と聞くとよいでしょう。たとえば，一般的な焼酎はアルコール度数が 25%ですので，中年男性が 1 週間に 2 L 飲んだ場合，2,000 mL×25%/100×0.8＝400 g で，1 日の純エタノール摂取量は，400÷7＝約 57 g となります。57 g(＞40 g/日)は適正量の 1.5 倍になることから過剰飲酒と判断で

きますので，飲酒を減らすよう提案できます。患者さんに自分の飲酒量を実感してもらえるよう，一緒に計算するのがミソです（とはいえ救急室では困難でしょうから，ある程度，初期治療が済んで患者さんの全身状態が回復してからの話になると思います）。

## 検査前確率を高めるには

　さて来院時のバイタルです。顔色は不良で，体温 37.2℃，脈拍 120 回/分，血圧 90/35 mmHg，呼吸 24 回/分，$SpO_2$ 94%（室内気）。頸静脈は仰臥位で虚脱しています。ここまでの情報で，この患者さんにどのような病態が起こっていると考えられるでしょうか。

　救急医の坂本 壮先生は，"救急室でエラーを起こさないように，Hi-Phy-Vi を重視した検査のオーダーを！"と述べています[2]。ここでいう Hi は History（病歴）で，Phy は Physical（身体診察），Vi は Vital signs（バイタルサイン）を意味し，その頭文字をとって，"Hi-Phy-Vi"と表現するわけですね。とても覚えやすく耳に残ります。

　この症例でも"Hi-Phy-Vi"に注目してみましょう。急性経過の嘔気を伴う心窩部痛という病歴からは，胃や膵臓あたりが罹患臓器として推定されます。バイタルサインに目を転じると，血圧と脈拍数の逆転があり，微熱，頻呼吸もあることから，腹腔内の炎症性病態に加えて血管内脱水の存在が認知できます。血管内脱水をきたす病態には，炎症のほかに消化管出血も挙がりますが，この患者さんは黒色便も血便もなく，この時点で膵炎を疑うことは難しくないでしょう。身体診察では，仰臥位で頸静脈が虚脱していることから，脱水の程度はかなり強いことが予想できます。

## 膵炎で押さえておきたい身体診察

　では，おなかの身体診察でどこを確認しましょうか。膵炎の身体診察ってあまり考えたことがないのではないでしょうか。個人的には視診，聴診，触診を重視したいです（動画 1）。

急性膵炎　037

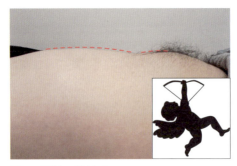

図1 天使の弓サイン

## 視診—天使の弓サインに注目！

　視診では，腹部膨満とその程度を意識します。腹部膨満では，おなかを真横から見るようにするといろいろな情報が得られます（須藤　博先生との personal communication）。膵炎でみられる腹部膨満を天使の弓サイン（cupid-bow sign）といい，天使の弓のくぼみが臍に該当するそうです（図1）[3]。

　膵炎では炎症性サイトカインが亢進することで血管内皮障害が起こり，血漿成分が血管外に漏出し，後腹膜や腸間膜に多量の fluid が移動して腹部膨満を呈します（internal fluid shift）。重症膵炎ほど腹部膨満が強く，かつ，血管内脱水が強いため，初期から大量輸液が必要というわけです（血液検査の結果をみてから輸液のメニューや速度を考えるのでは遅いということですね）。ただし，膨満したおなかが必ずしもすべて"天使の弓サイン"としてみられるとは限らず，麻痺性イレウスでもみられます[4]。実臨床では，持続的な腹痛を訴える患者さんで，腹部が妙に膨満していたら，膵炎を疑うとよいでしょう。

---

▶ 動画1　　急性膵炎の身体診察

https://igsmov.igaku-shoin.co.jp/onakanophysical05786/08

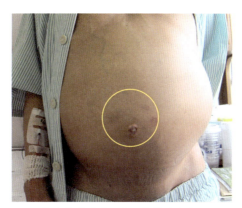
図2　肝細胞癌破裂による腹壁出血斑

　また，教科書的には膵炎の視診で，腹壁出血斑（Gray-Turner sign，Cullen sign）が有名ですが，これらに遭遇する機会は少なく，こだわる必要はないと考えます．実は，腹壁出血斑は十二指腸潰瘍穿孔や肝細胞癌破裂，腹部大動脈瘤破裂に伴う後腹膜出血によって生じることもあり（図2），膵炎の診断に特異性は高くありません．

### ■聴診─蠕動運動の減弱は？

　次に聴診です．膵炎により腹腔内に滲出液があふれ出ると当然，腸蠕動も不良となるため，聴診器を当てた際に蠕動音が減弱することがわかります．ただし，腹部診察において聴診が診断に役立つことは（実は）あまりなく，騒がしい救急室で音に集中することは現実的に難しいでしょう．ですから，さらっと聴く程度でよいと私は考えます．

### ■触診─高山の圧痛点・Mallet-Guy sign

　触診は重視します．"高山の圧痛点"を知っていますか？　剣状突起と臍を結ぶ線の中点のレベルで，左腹直筋の外側を椎体よりに圧迫することで圧痛を確認します（図3）．私はこの所見を，清田雅智先生の総説[5]で知りました．圧痛点の下に胃があり，その背側に膵臓が存在しますので，膵炎がある場合は，この部位の圧迫で痛みが誘発されます．

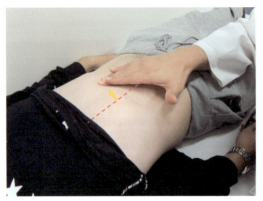

図3　高山の圧痛点
剣状突起と臍を結ぶ中点から左側にある点を正中へ押したときに認める圧痛。間接的に胃で膵臓を押すことになる。

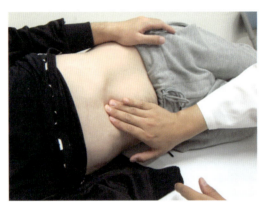

図4　Mallet-Guy sign
右側臥位にさせて心窩部の圧痛をみる。消化管は右側にずれるが，後腹膜臓器である膵臓はずれない。

　次に，Mallet-Guy sign を紹介しましょう（図4）。徳田安春先生の『こんなときフィジカル』を読むまで私はこの所見について知りませんでした[6]。この漫画で紹介されていて，"へぇ～，こんなフィジカルもあるんだな"と思っていた数日後に本症例に出会ったので，この身体診察には妙な運命を感じています（笑）。これは患者さんを右側臥位にした状態で心窩部～左上腹部を触診して圧

痛をみるという方法で，原典は Sapira の本です[3]。右側臥位では，膵臓以外の臓器が右側腹部に移動し，膵体部と尾部が直接圧迫されるため，心窩部の触診で圧痛（Mallet-Guy sign）があれば，急性膵炎が示唆されるわけです。

膵炎は"おなかのやけど"と形容されることが多く，私も患者さんやそのご家族に膵炎の病態を説明するときには，この表現を用いることが多いです。おなかの中でやけどが起こるほど，大変なことが起こっているため，交感神経の末端からカテコラミンが分泌され，強い自律神経反応が惹起されます。したがって，多くの症例では冷汗を伴い，手を触ると，何ともいえないジトっとした汗が触れます。冷汗は"膵炎"を示唆するおなかの外の身体診察として重要と考えています。膵炎を疑ったら，腹部と手を触るとよいでしょう。

膵炎の確定診断には CT が必要ですので，Hi-Phy-Vi で膵炎を疑えたら，20 G で造影ルートを確保します。仰臥位の頸静脈の虚脱具合や腹部膨満の程度で，血管内脱水が強そうだなと判断できたら，速やかに等張液を投与します。

症例を振り返りましょう。

---

**症例** つづき

身体所見（図 1, 3, 4）視診で腹部膨満あり，高山の圧痛点あり。Mallet-Guy sign 陽性。

血算 WBC 14,700/$\mu$L，RBC 553/$\mu$L，Hb 18.4 g/dL，Hct 54.6%，Plt 16.2/$\mu$L

生化学 Na 137 mmol/L，K 4.5 mmol/L，Cl 107 mmol/L，Ca 5.5 mg/dL，P 1.1 mmol/L，BUN 26 mg/dL，Cre 1.11 mg/dL，T-P 5.8 g/dL，Alb 3.1 g/dL，AST 112 IU/L，ALT 45 IU/L，LDH 666 IU/L，ALP 191 IU/L，$\gamma$GTP 666 IU/L，T-bil 1.5 mg/dL，P-Amy 1,864 IU/L，Lipase 1,772 IU/L，CRP 18.2 mg/dL

凝固系 PT 61%，PT-INR 1.28，APTT 34 sec，Fibrinogen 562 mg/dL，D-dimer 7.2 mg/L

血液ガス分析（呼吸数 24 回/分，室内気）pH 7.382，$PaCO_2$ 32.1 Torr，$PaO_2$ 96.1 Torr，$HCO_3^-$ 18 mmol/L，BE − 4.7 mmol/L

腹部 CT 所見（図 5）膵周囲に液体貯留あり，腎下極まで炎症が波及していました。造影では，明らかな膵の造影不良域は認められませんでした。

急性膵炎 041

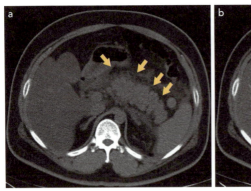
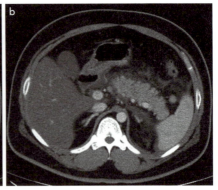

図5 腹部CT所見
a：単純CT。膵臓周囲に液体貯留を認め（矢印），右腎下極に波及している。b：造影CT。膵の明らかな造影不良域は認めない。

　この症例は適切な輸液管理を行いつつ，集中治療室にて呼吸・循環動態の管理を開始し，発症24時間後に一般病棟に転出，速やかに経腸栄養が開始され，経過は良好でした。内科医として大事なのは，患者さんに膵炎を繰り返さないように，行動変容を促すことですね（言うは易く行うは難しなのですが笑）。

## 急性膵炎とは

　最後に，急性膵炎についてまとめます。膵炎は，膵実質内において酵素活性化が生じることで膵の自己消化が起こるのが本態で，炎症性メディエーター（サイトカイン）が血中に放出され，膵周囲のみならず全身の多臓器不全を惹起します。成因として多いのがアルコール（33.5%）と胆石（26.9%）で，前者は40～50歳と比較的若い男性に多く，後者は60歳以上の女性に多いです。頻度は稀ですが，高中性脂肪血症，薬剤（DPP-4阻害薬），膵管癒合不全，膵癌や膵管内乳頭粘液性腫瘍（intraductal papillary mucinous neoplasm；IPMN）なども膵炎の原因になることを覚えておきましょう。

　急性膵炎は，①急性発症の上腹部痛，②血中または尿中の膵酵素値（アミラーゼやリパーゼ）の上昇，③画像検査（超音波・CT・MRI）で膵周囲に炎症所

見を認める，この3項目中2項目を満たし，他の膵疾患および急性腹症を除外したうえで診断されます。

したがって，膵炎診療では，成因を病歴や画像から明らかにし，速やかに重症度判定を行い，重症度に応じた循環動態のモニタリングと治療を行います。重症度判定基準に則り，予後因子スコアを用いて重症度を繰り返し評価します。『急性膵炎診療ガイドライン2021第5版』にはpancreatitis bundlesとして急性膵炎のマネジメントに必要なto do listsが掲載されています[7]。無料でモバイルアプリ『JPN GL』がダウンロード可能なのでぜひ参照してください[8]。

"成因"，"重症度判定"，"画像検査"を行い，造影CTで膵の造影不良域・病変の広がりを検討し，CT gradeによる重症度判定を行います。自施設での対応が困難であれば，速やかに高次医療機関への転院搬送を考慮しましょう。ただし，軽症・重症を問わず，膵炎では何より循環動態の把握・モニタリングが重視されますので，診察に並行して十分な輸液・除痛を図ることをお忘れなく。

文献
1) 藤田芳郎：胃腸炎は難しい．medicina 42：1020-1023，2005
2) 坂本 壮(編)：救急でのエラーなぜ起きる？どう防ぐ？．レジデントノート 21，2019
3) 須藤 博，他(監訳)：サパイラ 身体診察のアートとサイエンス第2版．医学書院，2019
4) 須藤 博：一目瞭然！目で診る症例問題．日内会誌 101：2367-2369，2012
5) 清田雅智：「検索ツール」総論 どんな検索方法が最も有効か．総合診療 29：21-26，2019
6) 徳田安春：こんなとき，フィジカル—超実践的！身体診察のアプローチ．金原出版，2015
7) 急性膵炎診療ガイドライン2021改訂出版委員会(編)：急性膵炎診療ガイドライン2021第5版．金原出版，2021
8) JPN GL　https://apps.apple.com/jp/app/jpngl-2015/id964744272(2024年11月閲覧)

おなかが痛い

# 急性胆嚢炎

## Murphy sign だけじゃない！

　急性胆嚢炎はよくみる疾患で，よく勉強している医学生や研修医からは"胆嚢炎といえば Murphy sign でしょ！"という声が聞こえてきそうですが[1]，今回は，あえて視診の大切さを述べたいと思います。胆嚢炎で視診って想像がつきますか？　それでは参りましょう。

---

**症例** 50 代男性

**主訴** 右季肋部痛

**現病歴** 結節性多発動脈炎にて膠原病内科に入院中で，ステロイド，シクロホスファミド水和物で強力に治療している真っ只中です。前日の夜から腹痛が出現し，今朝になり我慢できないほどの痛みに変わったため，総合内科にコンサルトがありました。

**バイタルサイン** 血圧 100/46 mmHg，脈拍 122 回/分，体温 36.3℃，呼吸数 24 回/分，SpO$_2$ 92％（室内気）

**身体所見** コンサルト時の所見です。全身状態は不良で，声掛けで開眼するものの，刺激がなければずっと閉眼している状態です。

---

　バイタルサインからは，意識障害に加えて頻呼吸と血圧低下があり，敗血症と考えられます。腹痛という情報を加えると，胆嚢・胆道感染症が真っ先に疑われます。

　腹部を見てみます（図1）。どこが異常かわかりますか。難しいかもしれませんが，注意深く見ると，右季肋部が腫大していませんか。患者さんにゆっくりと深呼吸を促して，呼気と吸気で比較すると，明らかに吸気時に右季肋部に腫

044　第1章　西洋フィジカル

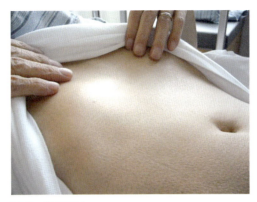

図1　腹部所見

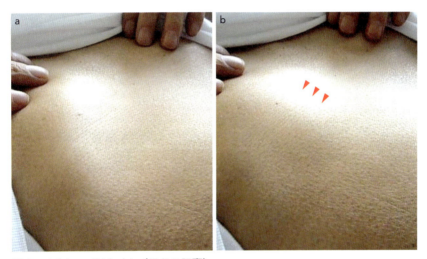

図2　visible gall bladder（見える胆嚢）
a：呼気時，b：吸気時。
吸気時に右季肋部に腫大した胆囊が浮かび上がって見える（b，矢頭）。

大した胆嚢が見えています（図2）。動画1も参考にしてみてください。
　この所見を，visible gall bladder（見える胆囊）といいます。

急性胆囊炎　045

## visible gall bladder

"Copeの急性腹症"(『急性腹症の早期診断 第2版』)に，visible gall bladderについての記載があります[2]。"急性胆嚢炎では，半数近くの患者で拡張した胆嚢を触知できる。触診の手を乱暴に深く探りすぎると患者が腹壁を緊張させて防御しようとするため，触知できなくなる。触診が未熟な場合は，患者に照明を当てるとともに，ベッドの足側に立ち，患者に深く吸気をさせることで，拡張した胆嚢が下がってくるのを私は何度もみた"。

本症例の造影CTを図3に示します。緊満した胆嚢がみられます。血液検査では炎症反応の高値を認めました。急性胆嚢炎と診断し外科へコンサルトしましたが，ステロイド治療中で手術リスクが高いと判断されたため，速やかに経皮経肝的胆嚢ドレナージ術(percutaneous transhepatic gallbladder drainage；PTGBD)を施行しました。すると，図4のような膿汁が300 mL以上ドレナージされました。

## Murphy signが陰性の胆嚢炎

ちなみに本症例ではMurphy signは陰性でした。個人的な印象ですが，強力な免疫抑制治療をしている場合や，高齢で痛みを訴えられない患者さんでは，Murphy signがみられないケースを多々経験します。病歴から胆嚢炎の事前確率が高い場合，Murphy signが陰性でも胆嚢炎は否定できません。このような状況では，注意深い腹部の視診が診断の一助となる場合もありますので，ぜひ知っておくとよいでしょう。

さて，次の症例はいかがでしょうか。

---

▶ 動画1

visible gall bladder(見える胆嚢)

https://igsmov.igaku-shoin.co.jp/onakanophysical05786/09

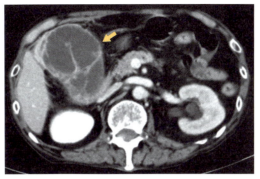

図3 造影 CT
緊満した胆嚢がみられる（矢印）。

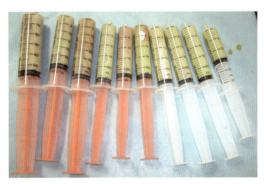

図4 ドレナージした膿汁

### 症例2　60代男性

**主訴**　腹痛

**現病歴**　夕食を摂取してから3時間ほど経過して，自宅のソファでテレビを観賞していたところ，突然の心窩部痛を自覚し来院しました。付き添いの妻と長男に話を聞くと，普段は礼節を保った厳格な方のようですが，来院時の表情は苦悶様で，右肩甲骨下角を指さして"痛い！　痛い！"と訴えます（図5）。

**身体所見**　意識は清明で，痛みでつらそうであるものの，全身状態は比較的良好です。血圧安定，痛みで呼吸はやや速いものの発熱はありません。

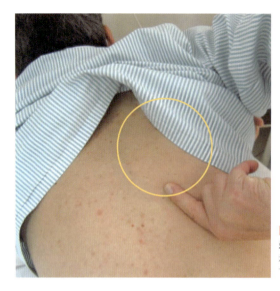

図5 Boas sign
患者さんに痛みのある部分を指で示してもらったところ、右肩甲骨下角を指した。

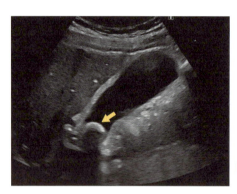

図6 腹部超音波所見
胆石が嵌頓している(矢印)。

## Boas sign

　基本的に胆石や尿管結石などに代表される"石系"の痛みの特徴は、七転八倒するような強い自発痛であることと、突然発症しうることです。本症例の身体診察のポイントは、患者さんが痛がる肩甲骨下に圧痛がないという点で、関連痛が示唆されます。これは Boas sign として知られています[3]。この症例の腹部超音波所見を図6に示します。ご覧の通り、胆嚢頸部に結石が嵌頓してお

り，急激な胆囊内圧上昇を反映した関連痛と考えられました。胆囊炎の所見は
なく，胆石症と考え，速やかに非ステロイド性抗炎症薬(nonsteroidal anti-in-
flammatory drugs；NSAIDs)坐剤を挿肛したところ除痛が得られ，右肩甲骨下
の痛みも消失しました。外科に紹介し，胆囊摘出術が施行され，患者さんは
すっかり元気に回復しました。

　胆囊疾患は common disease で，腹部の触診にやたらとスポットライトが当
てられがちですが，右季肋部を見ることの大切さ，胆囊から離れた場所(右肩
甲骨下)の痛みにも思いを馳せてみてください。

文献────────────────────────────────────────────────────
1) Murphy JB：Gallstone disease and its relation to intestinal obstruction. Ill Med J18：
   272-280，1910
2) 小関一英：急性腹症の早期診断 第2版．p105, メディカルサイエンスインターナショナ
   ル, 2012
3) Gunn A, et al：Some clinical observations on patients with gallstones. Lancet 2：239-
   241, 1972

おなかが痛い

# 腹腔動脈解離

## おなかの音を聴きに行け！

　腹部の身体診察は，言わずもがな，視診→聴診→打診→触診の順番ですね。これは OSCE や医師国家試験でも定番の質問かもしれません。では，あえてお尋ねしますが，"この4つの診察法のうち，もっとも有用性が低いのは？"と聞かれたら，みなさんはどう答えますか。"そんなの，どれも有用だよ"というあなたは正しい。しかし，あえて選択せよと言われたらどうでしょう。"きっと聴診なんじゃないの？"と答えるのではないでしょうか。

　たしかに急性腹症における"聴診"は，実臨床ではあまり重視されていないように思います。アラームが鳴りやまない救急室や，多忙な内科外来では腹部聴診に神経を集中することは難しいかもしれません。とはいえ，医学生や若手医師に"腹部の聴診ってどうやっている？"と聞くと，たいてい同じ答えが返ってきます。"腸蠕動音を聴取して，腸蠕動音の亢進/減弱を確認します"と。

　聴診所見に関しては，私もそれほど重視していません(が！)，すごくおなかを痛がっているわりに，腹部の触診所見に乏しい患者さんで，血管雑音(bruit，ブルイ)を聴取することができたら，それはものすごく意味があります。ただし，漫然と聴いていては容易に聴き逃してしまいます(それは身体診察全般にいえると思いますが)。ここでも良質な病歴があっての身体診察なのです。さて，症例をみてみましょう。

**症例** 50代女性

**主訴** 腹痛

**現病歴** 職業は医師。外勤先からクリニックに帰る途中の電車内で昼寝をしていたとき，急に心窩部が痛くなりました。鈍痛が持続し，その後右背部へ痛みが移動す

050　第1章　西洋フィジカル

表1　持続する腹痛の鑑別診断

①血管性(詰まる，ねじれる，破れる，裂ける)
②腹膜炎(原因は何でもよい)，消化管穿孔
③胆石，胆嚢炎
④急性膵炎
⑤急性水腎症(尿管結石の膀胱尿管移行部への嵌頓による急激な尿管内圧上昇)

る感覚があったようです。

降車して最寄りの病院に行くことはせず，自身のクリニックにて尿検査を行ったところ，潜血が3+であったため，自身で尿管結石を疑って当院救急室をwalk inで受診しました。

その日の外科系当直はたまたま泌尿器科医。彼も尿管結石を疑い診察を始めました。

身体所見　腰背部痛はなく，CVA tendernessもなし。

画像所見　単純CTを撮像したものの水腎症もなく尿管結石もなし。

"はて，なんだろう？"ということで，たまたま医局にいた私に相談がありました。

　読者のみなさんは，この病歴からどんな病態を考えるでしょうか。電車に乗ってリラックスしていたとき(うたた寝をしていたとき)に腹痛に襲われたという病歴自体，いやな感じです。これは突然発症を意味します。突然発症の腹痛を惹起する病態は血管，結石，穿孔です。さらに持続する腹痛の鑑別診断について，私は表1の軸で理解しています[1]。

　たしかに病歴からは結石性疾患を上位に考えてよさそうです。年齢が50代の女性なので，心窩部痛から胆石を考えるのは難しくありません。しかし，右背部に痛みが移動したというのは，胆石だけでは説明できません。さて，ここで次の一手は何でしょうか。

　私は患者さんに問診しました。

Dr　このような痛みは今回が初めてですか？
Pt　はい

腹腔動脈解離　051

Dr 痛みを感じたとき，ジトっとした変な汗をかきませんでしたか？
Pt いいえ

　血管由来であれば，交感神経系が活性化され冷や汗が生じることが多いですが，この患者さんではみられませんでした．しかし，突然発症の病歴からは血管性病態を考えたくなります．上腹部に痛みが移動したというのは，血管が裂けて痛みの場所が移動したとは考えられませんか．

　おなかを横から見ても上腹部の膨隆はありません．触診しても圧痛はありません．要するに，腹痛に比して腹部所見が乏しいのです．"突然発症の腹痛患者で，ひどく痛がるわりに腹部所見が弱いときは，腹部の血管系疾患の可能性が高い"というクリニカル・パールが有名ですが，急性腹症診療における格言だと思います．

## ブルイを探せ！

　さて，ここで聴診です！　全神経を集中して，患者さんが痛がる心窩部に聴診器のヘッドを当てると……(動画 1)，"ザーザー"と心拍に一致してブルイが聴取されます(聴診 1)．ちょっとわかりにくいですが，心拍と心拍の間にシャーシャーと聞こえる音がブルイです．解剖学的に，患者さんが痛がる部位は，腹部大動脈から腹腔動脈が分岐する場所に近く，図 1 の丸印の部位でブルイが聴取されました．このことから，突然発症の病歴と併せて"腹腔動脈解離"が頭に思い浮かびました．

　その目で撮像された単純 CT を見直してみると，確かに上腸間膜動脈の起始

▶ 動画 1　　心窩部の聴診

https://igsmov.igaku-shoin.co.jp/onakanophysical05786/10

🔊 聴診 1　　ブルイ

https://igsmov.igaku-shoin.co.jp/onakanophysical05786/11

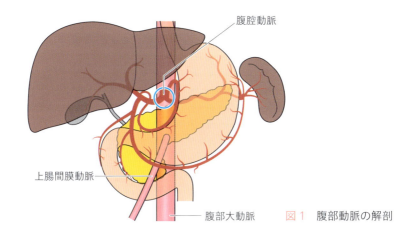

図1　腹部動脈の解剖

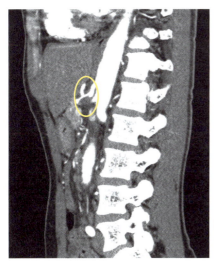

図2　腹部造影CT
腹腔動脈の狭小化と，解離腔と思われる軟部陰影を認める（丸印）。

部と比べて腹腔動脈の起始部が明らかに太く，辺縁が不鮮明になっています。本来なら超音波を当ててドプラをみるべきであったと思いますが，救急室には画像の解像度が低い超音波しかありませんでした．CT室へのアクセスが良好であったことから，患者さんに病態を説明したうえで造影CT検査を行う同意を得ました．そして，造影CTでは腹腔動脈の狭小化と，その尾側に解離腔と思われる軟部陰影（図2）があり，"腹腔動脈解離"と診断しました．

当院には循環器内科医・心臓血管外科医が常駐していなかったため，その日のうちに近隣の高次医療機関に，転院搬送となりました。後日，患者さんに電話したところ，入院後痛みの悪化はなく，第4病日に独歩退院し，元気に仕事復帰したとのことでした。解離に至った原因ははっきりしませんでした。

　"突然発症の腹痛で，自覚症状に比して腹部所見が弱いときは，聴診器を使って，ブルイを探しに行こう！"というのが今回のメッセージです。

文献
 1) 須藤　博：Zebra Cards J-(2). 日内会誌 97：872-877, 2008

おなかが痛い

# 脾破裂

## デルマトームを意識して痛みの発生部位を把握しよう！

**症例** 20代女性

**主訴** 左季肋部痛

**現病歴** 来院2日前，自宅で家族とテレビを見ながら談笑している際に心窩部痛を自覚し，左季肋部に鈍痛が移動しました。同時に左肩のずっしりした重い痛みも自覚したそうです。来院当日の朝から，飲水や深吸気で左季肋部痛が増強し，食欲も低下しました。しばらく自宅で様子をみていましたが，左季肋部が圧迫されるような持続痛が改善されず，夜間の救急室を受診しました。

**既往歴** なし

　この患者さんの病歴をどのように解釈しますか。腹痛診断のポイントはonsetとtime courseであることはこれまでにも何度か述べました。本症例のように，"突然発症かつ持続痛"を聴取したらアブナイ病気を疑うのは，臨床医にとって大事な感覚です。

　特に夜間の救急室診療においては，"なぜこの時間に患者さんが来たのだろう"と来院理由を重視します。須藤 博先生は"お告げサイン"と呼んでいますが，実に的を射た表現だなと感心します。これは，一般には解釈モデルや受療行動と呼ばれるものですが，"こんな夜遅い時間に来院したということは，ただごとではない病気＝見逃してはならない病気が隠れているかもしれない"と思いを巡らせることができます。

055

> **コラム**
>
> ### 病歴聴取では what より why を重視しよう
>
> 　筆者は救急室や内科の初診外来に来た患者さんには，時間や全身状態が許す限り，これまで病で苦しんできた経緯をなるべく自分の言葉で語ってもらうように心がけています。そのとき重視するのは what(何？)より why(なぜ？)です。慣れないうちは患者さんから症状(what)ばかりを聞いてしまいがちですが，熟練の臨床医は，患者さんに病歴を語ってもらいながら，症状の解釈モデル(why)や受診理由をうまく聴取しています。いつまでたっても，病歴聴取は終わりがないものだと感じています。

　さて話がずれましたが，いつものように患者さんの病歴を紐解いていきましょう。重要なことなので本項でも繰り返しますが，"突然発症の腹痛"は，血管性疾患(つまる：閉塞，ねじれる：捻転，破れる：破裂，裂ける：解離)，穿孔，結石を考えます。さらに"持続する痛み"というキーワードからは，腹膜炎や血管が裂けた後の血腫形成……などを考えたくなります。

　しかし，この患者さんは 20 代という若年。この年齢の女性が突然発症の心窩部痛を自覚したとすると，正直なところあまり鑑別疾患が思い浮かびません。下腹部痛であれば婦人科緊急疾患が挙がりますが，この患者さんは心窩部痛……。ここで，注目したい病歴は，突然の心窩部痛に加えて，左季肋部への痛みの移動と左肩の痛みを自覚したという点です。ここでも，腹部以外の症状を聞き漏らさないことが重要です。

## 病態生理から痛みの部位を把握しよう！

　腹痛診療においては，onset と time course から鑑別診断を展開することが重要ですが，病態生理的なアプローチも有用です。身体の正中に自覚する間欠的な痛みは，内臓痛といわれ，平滑筋を有する管腔臓器が閉塞ないし狭窄したときに，律動的に収縮する痛みを指し，腸炎や腸閉塞が該当します。

一方，身体をねじったり，ひねったり，体位を変えたりしたときに感じる鋭い痛みを体性痛といいます。これは漿膜に由来する，「膜の痛み」であり，胸膜炎や腹膜炎の存在が示唆されます。

　さらに，患者さんが本来痛がるはずのない場所を痛がった場合は，関連痛を疑います。デルマトームを意識することで痛みの部位の把握につながります。

　では患者さんの身体所見をみてみましょう。

---

**症例** つづき

バイタルサイン 血圧 91/64 mmHg，脈拍 80 回/分，体温 36.5℃，呼吸数 18 回/分，SpO₂ 100％（室内気）

身体所見 腹部は平坦，軟ですが，咳嗽試験が陽性で，左上腹部から下腹部にかけて打診で圧痛あり。左肩を痛がっていたものの，肩関節に圧痛はありません。心窩部から左季肋部に自発痛と圧痛があり，左肩痛を訴えています（図1）。肩関節の圧痛がないことから，左肩の痛みは放散痛と考えられます。

---

　この患者さんに，"痛い場所はどこですか"と聞いたところ，図1のように，左鎖骨の上に手を置くしぐさが見てとれました。さて，この所見からどんな病気が考えられますか？

　痛みは左上腹部にやや限局し，咳嗽で痛みが増強し，かつ打診痛があることから，脾臓周囲に病変を想定します。病歴上，外傷歴はなく，家族と談笑中に突然の痛みを自覚したわけですから，病歴と併せて脾破裂，脾梗塞などが考えられます。

　さっそく患者さんが痛みを訴える部位に超音波を当ててみました（図2）。腹部超音波検査では，脾臓に隔壁を有する腫瘤を認めました。大きさにして7 cm。脾腫瘤の破裂を想定したくなりますね。この後，CT室に直行しています。

　腹部造影CTで脾臓内部に被膜様構造および造影効果のある内部隔壁と，腹水を認めました（図3）。この所見から，腹痛はこの被膜構造を有する腫瘤が破れて脾臓周囲に腹膜炎を発症したためと考えました。

　即日入院のうえ，後日MRIなどの検査を追加し，最終的に脾リンパ管腫の破裂という診断となりました。脾リンパ管腫はほとんどが無症候性ですが，脾

脾破裂　057

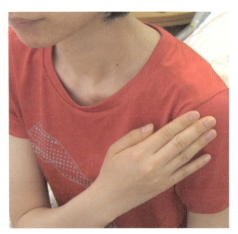

図1 左肩痛を訴える女性

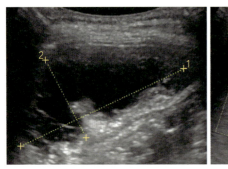
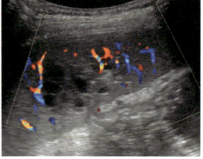

図2 腹部超音波検査
脾臓に隔壁を有する約7 cmの腫瘤がみられる。

腫により疼痛が惹起され，隣接する臓器の圧迫を認めることもあります[1]。この症例のように，脾臓内に多房性嚢胞性病変として認められ，被膜下に発生する傾向があるそうです[2]。後日，放射線科にコンサルトし，CTガイド下にドレナージ，硬化療法が施行されました。

## Kehr sign（図4）

本症例で認められた"左肩痛"はKehr signと呼ばれ，古典的には仰臥位で

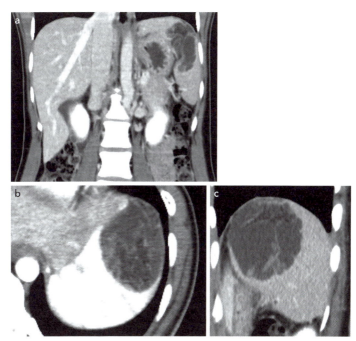

図3　腹部造影 CT
(a：冠状断，b：横断面，c：矢状断)
脾臓内部に造影効果のある内部隔壁と腹水を認める。

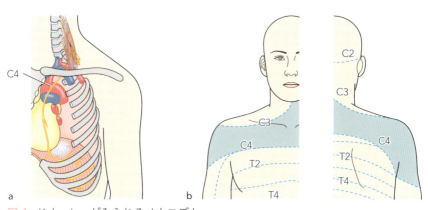

図4　Kehr sign がみられるメカニズム
a：C4 頸神経の枝が横隔膜を貫いている。
b：C4 領域には肩が含まれている。

両側下肢を挙上して腹水が横隔膜を刺激した際に右肩，あるいは左肩の痛みが出現するとされています[3]。横隔膜を貫く横隔神経(C4)の枝を介して肩の痛みをきたす放散痛です(図4)。典型的には左鎖骨上の痛みとして出現し，本症例のような脾破裂，脾膿瘍や脾梗塞でみられます。腹痛に左肩痛を伴った場合は，Kehr sign 陽性と捉えて，脾臓をはじめ，横隔膜周囲に何らかの病変があると考えて速やかに画像検査に移る必要があるといえます。

　本項は，脾良性腫瘍の破裂→Kehr sign 陽性という珍しい患者さんを紹介しました。発症様式と体性痛から腹痛の部位と病態を予想し，腹痛＋αの症状ではデルマトームを意識して，放散痛の可能性を疑うことが大切だと思います。

文献

1) Warshauer DM, et al：Solitary splenic lesions. Semin Ultrasound CT MR. 27：370-388, 2006
2) Levy AD, et al：Abdominal lymphangiomas；Imaging features with pathologic correlation. AJR Am J Roentgenol 182：1485-1491, 2004
3) Lowenfels AB：Kehr's sign；A neglected aid in rupture of the spleen. N Engl J Med 274：1019, 1966
4) UpToDate®：Surgical treatment of phrenic nerve injury(2022 年 7 月閲覧)

おなかが痛い

# 正中弓状靱帯圧迫症候群

## 身体の静かなる音に耳を傾けよう！

「腹腔動脈解離」（➡ 50 頁）と同様に腹部の音を"聴く"ことが診断に役立った症例を紹介します。

---

**症例** 40 代女性

**主訴** 心窩部痛

**現病歴** 来院 2 か月前から心窩部痛があり，食後に強まりました。近医を受診し，逆流性食道炎の診断でボノプラザンフマル酸塩が処方されていました。来院当日，夕食後に心窩部痛が増強したため，夜に当院の救急室を walk in にて受診しています。

**既往歴** 6 年前に他院で潰瘍性大腸炎の診断を受けています。メサラジンの内服で寛解しました。

**常用薬** ボノプラザンフマル酸塩 20 mg，酪酸菌製剤，メサラジン 2,000 mg/回 1 日 2 回，ラモセトロン塩酸塩 2.5 μg

---

さあ，患者さんの病歴を紐解いていきましょう。

今回は，夜間救急室を訪れる女性の腹痛です。どうやら腹痛は突然発症ではなさそうです。しかも，2 か月前から，という onset が気になります。いわゆる"慢性経過"の腹痛に該当します。6 年前に他院で潰瘍性大腸炎の診断を受け，現在までに下痢や血便，発熱はなく，メサラジンで寛解維持されていることから，潰瘍性大腸炎の活動性はそこまで高くないと想像できます。

一方で，食後の心窩部痛という病歴と，内服薬でボノプラザンフマル酸塩やラモセトロン塩酸塩が処方されている点からは，機能性消化管障害〔機能性

061

表1　慢性かつ再発性の腹痛の鑑別疾患

- 機能性消化管障害〔機能性ディスペプシア(FD)，過敏性腸症候群(IBS)〕
- 胆石発作の反復(胆嚢頸部へ嵌頓したり外れたり)
- 胆道ジスキネジア(SOD)
- 上腸間膜動脈(SMA)症候群
- 正中弓状靭帯圧迫症候群(MALS)
- 好酸球性胃腸炎
- 遺伝性血管性浮腫
- 腹部てんかん，腹部片頭痛
- 前皮神経絞扼症候群
- 急性間欠性ポルフィリン症
- 鉛中毒

〔國松淳和：診察日記で綴るあたしの外来診療．丸善出版，2021 より改変〕

ディスペプシア(functional dyspepsia；FD)や過敏性腸症候群(irritable bowel syndrome；IBS)〕を考えたくなります。

でも，ちょっと待ってください。FD/IBS 症状で，40 代の女性が，わざわざ夜間救急室を受診するでしょうか。

## 機能性消化管障害は除外診断すべきもの

ここでの重要な考え方は，機能性消化管障害は除外診断すべきものであり，救急室で優先されるべきは器質的疾患の除外であるということです。筆者は，目の前の患者さんを FD と判断しそうになったら，逆に"FD で合わない病歴は何だろう？"と常に自問自答するように心がけています。志水太郎先生が提唱されている pivot and cluster 理論[1]に基づけば，FD という鑑別を挙げたら，そのクラスターとして，FD に似た症状で発症する疾患群をいくつか列挙できればよいということになります。

では，慢性かつ再発性の腹痛を訴える患者さんでは FD 以外にどのような病態が考えられるでしょうか。端的にいえば，"間欠期があり症状はときに発作性に生じ，比較的短時間で収束する"腹痛の鑑別疾患です(表1)。これは國松淳和先生の『診察日記で綴るあたしの外来診療』にコンサイスにまとまっています[2]。

患者さんの病歴に立ち返ってみましょう。食後に痛みが出現していることか

062　第1章　西洋フィジカル

ら，機能性消化管障害，上腸間膜動脈(superior mesenteric artery；SMA)症候群，正中弓状靱帯圧迫症候群(median arcuate ligament syndrome；MALS)の可能性があります。SMA症候群やMALSは，繰り返す心窩部痛を訴え，胃に食物が入ることで痛みが増強する点が共通しています。SMA症候群では，十二指腸水平脚の前方がSMA，後方が腹部大動脈や脊柱によって圧迫され，腸閉塞様の狭窄症状を引き起こします。

　一方，MALSでは，呼気時に腹腔動脈の起始部が正中弓状靱帯により圧迫されることで心窩部痛が出現します。特に食事中～食後に悪化し，胸膝位や吸気で症状が軽減するのが特徴的といわれています。したがって，MALSを疑ったら，呼吸時に腹痛が増強するかどうかを患者さんに確認してみるとよいでしょう。本症例でも，実際に聞いてみましたが，"わからない"と言われてしまいました。

## 聴診器を当ててブルイを確認しよう！

　では患者さんの診察に移ります。

> **症例** つづき
> バイタルサイン　意識清明で，血圧112/60 mmHg，脈拍70回/分，体温36.3℃，呼吸数18回/分，SpO₂98%（室内気）
> 身体所見　頭頸部および胸部に明らかな異常はなく，腹部は平坦・軟，腸蠕動音の亢進なし，心窩部に圧痛あり，反跳痛なし，筋性防御なし，Murphy sign 陰性，Carnett sign 陰性

　ここでさらっと身体診察を終えてはなりません。病歴の吟味によりMALSを鑑別の上位に疑っているわけですから，患者さんの痛がる部位に聴診器を当てて，ブルイを確認する必要があります。実際，動画1に示す通り，呼気を促すとブルイが聴取され，吸気を促すとブルイが聴取できなくなる現象が確認されました。この所見をもって，筆者は，MALSの存在を確信し，速やかに超音波ドプラと造影CTに進みました。

　超音波ドプラでは，呼気時と吸気時で血流速度を比較すると，呼気時で明ら

正中弓状靱帯圧迫症候群　063

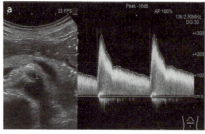 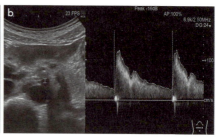

図1　腹腔動脈のPSV（peak systolic velocity）
a：呼気時，b：吸気時
呼気＞吸気で，呼気時優位に流速が速いことが確認できる。

かに血流速度が速くなっているのがわかります（図1）。MALSの可能性が高まりましたので，次に造影CTを撮像しました。あらかじめ放射線技師にCTの撮像タイミングを伝え，検査の場に立ち会って，呼気・吸気のフェーズで撮像してもらい，矢状断像の構築を依頼しました。実際に，呼気・吸気のタイミングでそれぞれ撮像すると，呼気時に腹腔動脈の起始部が圧排されている像が認められました（図2）。この所見から患者さんをMALSと診断しました。

## MALSとは

　MALSは1963年にHarjolaによって初めて報告された疾患で，呼気時に腹腔動脈の起始部が圧迫され，血流障害が生じることで腹痛をきたす疾患です[3]。

　MALSの病態を理解するために，基本的な解剖を復習しましょう。正中弓

---

▶ 動画1　　呼気時に聴かれるブルイ

https://igsmov.igaku-shoin.co.jp/onakanophysical05786/12

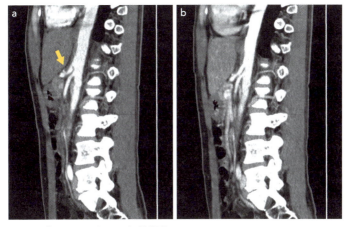

図2　ダイナミックCT矢状断像
a：呼気時，b：吸気時
呼気時に弓状靱帯が腹腔動脈の起始部を圧迫している像が確認できる（矢印）。吸気時には圧迫が解除されている像が確認できる。

状靱帯とは，左右の横隔膜脚をつないでおり，椎体に付着しています。正中弓状靱帯は横隔膜の動きに連動するため，吸気時に靱帯は弛緩し，呼気時に靱帯は引き延ばされます（図3a）。

MALSの患者さんでは，正中弓状靱帯が生まれつき4 cmほど低い位置にあるため，呼気時に，靱帯が引き延ばされて腹腔動脈や腹腔神経節が圧迫される現象が生じます（図3b）。

診断には病歴が重視され，"食事中に発生して食後30分程度で消失する""食後30分程度から出現し，1～3時間持続する"ことが特徴で，胸膝位や吸気で腹痛が軽減することもあります[4]。身体所見では圧痛部位に一致して呼気時に増強し吸気時に減弱するブルイが聴取されます。MALSは女性に多く，男女比は1対4で30～50歳のやせ型の女性が多いと報告されています。

表2に示す4項目を確認することで診断に至ることができます。

根本的な治療は手術による正中弓状靱帯の切除です。筆者はMALS診療に明るい腹部外科医に全例コンサルテーションしています。経過観察が選択されることもありますが，長期のフォローで，SMAの動脈瘤などが形成されるリスクもあります。診断後は専門医のもとでのフォローが理想的です。

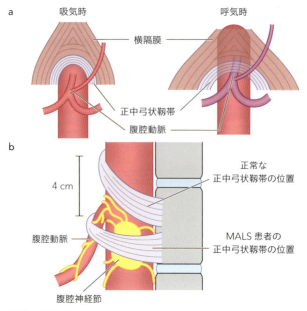

図3 MALS
a：横隔膜と正中弓状靱帯の動き
b：正中弓状靱帯の位置
〔正中弓状靱帯圧迫症候群とは．四谷メディカルキューブWebサイト
https://www.mcube.jp/department/mals/detail/より〕

表2　MALSの診断

①食後に症状がある
②ブルイがある
③腹腔動脈の基礎血流が200 cm/秒以上である
④吸気時の腹腔動脈血流が基礎血流から50 cm/秒以上低下する

　日常臨床で心窩部痛を訴えて受診する患者さんの多くは胆石や消化性潰瘍，膵炎などのcommon diseaseです．十分に病歴や身体所見を吟味せずとも，血液検査や画像検査〔腹部超音波検査・CT（＋上部消化管内視鏡）〕で多くは診断が可能です．ただし，このMALSに関しては，病歴をキチンと聴かず，惰性で腹部超音波検査やCTをオーダーすると容易に見逃してしまいます．
　やせ型の若い女性が，食事中〜食後に心窩部痛を繰り返す場合には，患者さんが痛みを訴える部位に聴診器を当てて，患者さんの身体から発せられる，静

かなる音(ブルイ)に耳を傾けて，MALS を疑ってください。

文献
1) Shimizu T, et al：Pivot and cluster strategy：a preventive measure against diagnostic errors. Int J Gen Med 5：917-921, 2012
2) 國松淳和：診察日記で綴るあたしの外来診療．丸善出版，2021
3) Harjola PT：A rare obstruction of the coeliac artery：report of a case. Ann Chir Gynaecol Fenn 52：547-550, 1963
4) 楠 裕明，他：腹腔動脈圧迫症候群(CACS)．GI Res 22：544-553, 2014

おなかが痛い

# 消化管穿孔

## 正常肝濁音界を習得すべし！

　今回は趣向を変えて，打診が診断に役立った症例を紹介したいと思います。筆者の"フィジカル師匠"須藤 博先生が，15 年以上前に経験した症例です[1]。

---

**症例** 50 代男性

**主訴** 突然の胃痛

**現病歴** 来院 3 か月前に当院外科で直腸癌の手術を受けています。来院 1 か月前より空腹時に心窩部痛を自覚しています。来院当日，宅配便集配の仕事のため午前 4 時頃から勤務していましたが，午前 5 時半頃に突然「胃痛」を自覚し，我慢できず救急車にて来院しました。

**既往歴** 直腸癌

**常用薬** なし

**アレルギー** なし

---

## "結石か，血流障害か，穿孔か"それが問題だ！

　患者さんは，突然発症の"胃痛"で救急搬送された壮年男性です。胃痛という主訴からどんな疾患や病態を想像しますか。"胃痛"という言葉は医学用語らしさに欠けるため，研修医が症例検討会で"胃痛"とプレゼンテーションしようものなら，"そんな言葉を使うな！""心窩部痛とか上腹部痛と表現しなさい"と注意する指導医は多いのではないでしょうか。

　ですが，個人的に"胃痛"という言葉は好きです。なんというか，患者さんが困っている症状がストレートに表現されていると思うからです。話が脱線しま

068　第 1 章　西洋フィジカル

すが，最近，筆者は，カルテの主訴欄に患者さんが話した言葉をそのまま書くようにしています。胃痛を心窩部痛に置き換えることで，鑑別診断を生成しやすくなるという利点はあります。でも，"患者さんの言葉をあえてそのまま書く"ことで，医師の主観が入らずに患者さんの口にしたコトバから病態を想像することができるようになる気がするのです(実は後からカルテを振り返ったときに，役立つことが多いと思います)。

これまで何度も取り上げてきたように突然発症の腹痛を聴取したら，結石，血流障害，穿孔の3つの病態を想起しましょう。本症例では，早朝発症というエピソードから，片側の腰背部痛の場合には真っ先に尿管結石を想起してしまいがちですが，"胃痛"ですので，解剖学的には胃・十二指腸領域や肝胆膵領域に思いを馳せるべきでしょう。喫煙歴については詳細は不明ですが，宅配ドライバーという職業歴からはちらっと虚血性心疾患も連想します。しかし，虚血性心疾患は，血管が閉塞してから症状が出現するまで時間を要しますので，突然発症というプレゼンテーションが合いません。

ここで，1か月前から感じていた空腹時の心窩部痛に注目しましょう。潰瘍が原因の痛みは，胃酸が潰瘍に作用して，そこが痙攣することで生じるといわれています。十二指腸潰瘍では，胃酸が多く分泌される空腹時に痛みが強くなり，食事をとると胃酸が中和されるので，痛みが楽になるのです。これは，まさしく十二指腸潰瘍を思わせる病歴ですね(食後の心窩部痛は胃潰瘍のことが多いです)。この病歴こそ，鑑別疾患を検討するうえで意味のある陽性症状(pertinent positive)であり，病歴から，十二指腸潰瘍穿孔が疑わしいだろうことが想像できます。

では，次にどんな身体所見を取りにいきますか？

---

**症例** つづき

**バイタルサイン** 血圧 164/100 mmHg，体温 36.8℃，脈拍 69 回/分

**身体所見** 顔面は苦悶様で痛がっています。眼瞼結膜：貧血・黄疸なし
頸静脈怒張なし，呼吸音：清，心音：純，心雑音なし，腹部：平坦，堅い，肝濁音界消失，percussion tenderness(＋)，cough test(＋)，bowel sound hypoactive

上記の身体診察は実際にカルテに記載されていた所見をそのまま転記しました。ここで，"肝濁音界消失"という記載に目が留まります。

## 肝濁音界消失

　この症例は，須藤先生が動画で記録を残していました(動画 1)[1]。肝臓の頭側，つまり肺野から右季肋部まで打診音がすべて同じように聞こえますね。要するに肝濁音界が消失しているわけです。この身体所見は，肝臓の前面に遊離ガスがあることを示唆しています。突然発症の腹痛という病歴と併せると，"消化管穿孔"が考えられます。胸部単純 X 線写真(図 1a)と CT 写真(図 1b)を示します。いずれも，肝臓の前面に遊離ガスがありますね。診断は十二指腸潰瘍穿孔で，外科入院となり，準緊急で手術となりました。結果は，十二指腸球部前壁の潰瘍穿孔でした。

　参考までに，須藤先生が収録した健常人の右上腹部の打診所見を呈示します(動画 2)[1]。最初の 2 か所(肺野上)では打診音は清音ですが，あとの 2 か所(肝臓上)では音が濁音になっています(動画閲覧にあたってはヘッドホンの使用を推奨します)。

　肝濁音界が消失する病態は，消化管穿孔が有名ですが，そのほかにも，肝前面に結腸が嵌入する病態で，結腸嵌入症(Chilaiditi 症候群)があります。Chilaiditi 症候群は，1910 年にオーストリアの放射線科医 Chilaiditi が X 線像を報告したことに端を発します[2]。腹部膨満感や便通異常を伴う場合がありますが，臨床的意義は乏しいと考えられています。実臨床では，たまたま別の理由で CT を撮像した際に，この所見に出くわすことがあります。そんなときは

▶ 動画 1　　肝濁音界消失

https://igsmov.igaku-shoin.co.jp/onakanophysical05786/13

▶ 動画 2　　肝濁音界正常

https://igsmov.igaku-shoin.co.jp/onakanophysical05786/14

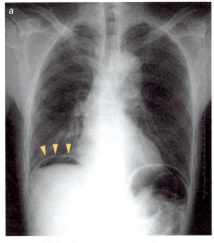
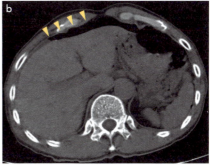

図1 症例の胸部単純X線写真
(a：立位，b：腹部単純CT)
肝臓付近に遊離ガスがみられる(矢頭)。

"これはチャンス"と考えて，ぜひ患者さんの打診を試みてください。肝濁音界の消失を体験できるはずです。

## "打診"の意味

ところで，読者のみなさんは急性腹症で来院された患者さんに，どの程度打診を行っていますか。そもそも打診という手技自体，あまり意識していない方も多いと思います。須藤先生は，研修医に腹痛患者さんのプレゼンテーションをさせる際に，必ず"打診はどうだったの？ 直腸診はどうだったの？"と聞きます。15年前，筆者が初期研修医だったころ，同様の質問をされたときに，心の中で「打診！打診！って，うるさいなァ……」と思ったものです(ごめんなさい)。しかし，今，指導医の立場で研修医や若手医師の腹部診察を指導するようになって，口酸っぱく言ってくださったことの大切さを身に染みてわかるようになりました。というのも，"肝濁音界正常"は，打診を施行する医師それぞれの叩く強さによって違いが生じるからです。McGee先生は，"肝濁音界の性状を数百人打診して，自分自身の正常を習得して，それをもとに，患者の肝

濁音界の増大を判断すべき"としています[3]。実際にやってみると，肝濁音界の大きさの比較は難しいですが，消失しているかどうかは判断しやすいと思います(動画3)。

エビデンスの観点では，打診の信頼性は乏しいという記載が散見されます。ただ，"エビデンスがないから打診をしなくてもよい"ということにはならないと思います。要するに，"誰が打診をやるか"という問題ではないでしょうか。"身体診察においては，臨床で正しい判断ができるようになれば，エビデンスなんていらないのでは"は，須藤先生のコトバであり，彼はそれを英語で"It's not the matter of evidence, but the matter who does"と看破しました。

このコトバは大変に重く，一例一例の患者さんとの出会い，診察をまた1つ大切にしていこうと思い知らせてくれました。

---
文献
1) 須藤 博：フィジカルWebドリル—第11回 Percussion as a way of life. ジェネラリストNAVI, 2023. https://gene-navi.igaku-shoin.co.jp/articles/physical_011(2025年1月閲覧)
2) Chilaiditi D：Zur Frage der Hepatoptose und Ptose im allgemeinen im Anschluss an drei Falle von terporarer partieller Leberverlagerung. Fortschr Rontgenstr 16：173-208, 1910
3) McGee S：Evidence-based physical diagnosis. 3 rd ed, p 429, Elsevier, Amsterdam, 2018

▶ 動画3　　消化管穿孔の身体診察

https://igsmov.igaku-shoin.co.jp/onakanophysical05786/15

おなかが膨満している

# 尿閉

## 真横からおなかを見てみよう

　これまで腹痛に関するフィジカルについて解説しました。今回から腹部膨満について解説します。

　みなさんは日常診療で腹部の視診をどのくらい意識していますか。身体診察で有名な教科書として Sapira や Bates は比較的よく知られていますが，De-Gowin[1] は意外に知られていません。DeGowin には"abdominal profile"という項目があり，腹部の視診が重要であるというメッセージがあります。DeGowin によると，腹部膨隆のパターンにはいくつかあり，腹部診察を始める際には，いきなりおなかを触るのではなく，まず"真横からおなかを見る"ことが勧められています。

　さて症例を提示しましょう。

---

**症例** 70代男性

**主訴** 下腹部膨満感

**既往症** なし

**現病歴** 来院当日の朝から頻回の尿意を催していたそうです。しかし，尿は少ししか出ず，頻繁にトイレと自室を往来していました。徐々に下腹部が膨満し，夜間救急室を受診しました。

**来院時腹部所見**（図1）

## 覚えておきたい腹部膨隆のパターン（図2）

　腹部膨隆や陥凹を見た際には，側面から腹部を診察します。通常，臍の位置

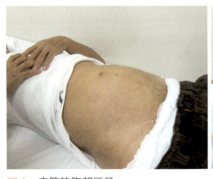 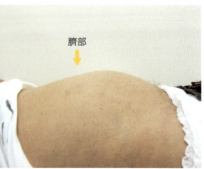

図1　来院時腹部所見

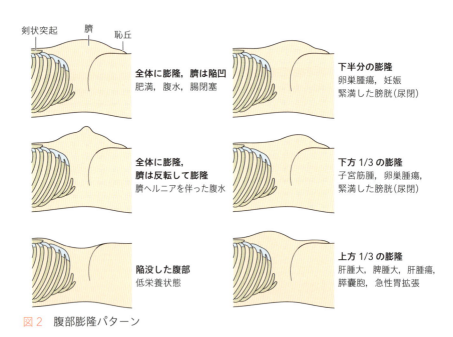

図2　腹部膨隆パターン

は，剣状突起と恥骨結合の真ん中±1 cm といわれています。腹部の膨隆を見たら，腹部全体が膨隆しているのか，臍を中心として上腹部や下腹部に限局しているかどうかで鑑別を進めていきます。

　全体的に膨隆があれば，肥満，腹水や腸閉塞を考え，上腹部に限局する所見は，肝臓や脾臓の腫大，肝腫瘍，膵嚢胞，急性胃拡張を考えます。下腹部では

妊娠，骨盤内腫瘍（卵巣嚢腫や子宮筋腫），膀胱の緊満を考えます（図2）。徳田安春先生は，"腹部膨満"の鑑別診断を 6F で整理する方法を紹介しています[2]。すなわち Fat（脂肪），Fetus（妊娠），Flatus（腸内ガス），Fluid（腹水），Feces（便），そして Fatal growth（腹腔内致死的腫瘤）です。ぜひ覚えておくとよいでしょう。

　これらをもとに本症例の腹部を見てみると，一見して臍から下が盛り上がっており，尿閉とわかりますね。超音波を当てて緊満した膀胱が確認できれば診断できます。

　しかし，今回はもう一歩踏み込んでみたいと思います。仮に超音波機器がない施設にいたとき，どのように尿閉を診断したらよいのでしょうか。聴診器1本あれば診断できる方法を教えましょう。

## 聴診器があれば尿閉を診断できる！？

　尿閉で拡張した膀胱を確認する方法で，"膀胱の聴性打診（auscultatory percussion）"というものです。まず，恥骨結合の直上に聴診器を置いて，離れたところから指で腹壁を打診します。膀胱上縁では聴診で聞こえる打診音が鋭く大きくなります（図3，動画1）。その位置をマーキングし，恥骨結合からの距離が 8 cm 以上あれば，少なくとも膀胱内には 250 mL 以上の尿が貯留していると判断され，緊満した膀胱がある可能性は 90% 以上といわれています。ちなみに，恥骨結合からの距離が 6.5 cm 以下なら，充満した膀胱（full bladder ＝残尿＞250 mL）の可能性は 0%，6.5〜7.5 cm なら 43%，7.5〜9.5 cm なら 91%，9.5 cm 以上あれば 100% と報告されています[3]。

---

▶ 動画1　膀胱の聴性打診

https://igsmov.igaku-shoin.co.jp/onakanophysical05786/16

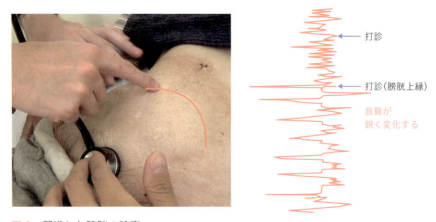

図3　緊満した膀胱の診察
膀胱上縁(━部)では，打診音が大きく伝わる．膀胱がない部位では，打診音はあまり伝わらない(動画1参照)．

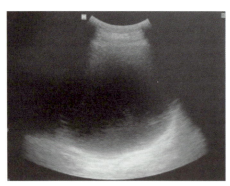

図4　症例の腹部超音波所見
緊満した膀胱が確認できる．

　真横からおなかを見て，尿閉が疑わしければ，この聴性打診を組み合わせることにより，尿閉を診断することができます．超音波検査全盛の時代ではありますが，このようにローテクでも十分診断できますので，知っておくとよいでしょう．

　本症例では，超音波検査でももちろん緊満した膀胱が確認できました(図4)．未治療・未指摘の前立腺肥大症があり，それによる尿閉で腎後性腎不全をきたしていました．尿道カテーテルを留置すると勢いよく1,000 mL以上の排尿がありました．泌尿器科に紹介し，経尿道的前立腺切除術(TUR-P)が施

行されました。

　高齢者の尿閉では，“尿が出ない”という訴えはあまり聞かれず，“頻回にトイレに行く(尿の回数が多い)”という訴えが聴取されることが多いです。これは，“溢流性尿失禁”という医学用語に置き換えることができます。高齢男性の溢流性尿失禁＋腹部視診で臍から下の膨隆を認めれば，聴性打診と併せて尿閉と診断できる症例を提示しました。

文献

1) LeBond RF, et al：DeGowin's Diagnostic Examination. 9th ed, p473, McGraw Hill, New York, 2009
2) 徳田安春：Dr. 徳田と学ぶ病歴と診察によるエビデンス内科診断・11. 総合診療 25：678, 2015
3) Guarino JR：Auscultatory percussion of the urinary bladder. Arch Intern Med 145：1823-1825, 1985

おなかが膨満している

# 腸閉塞

## おなかの表面をじっと見てみよう！

　今回は，おなかを見ることが診断に役立った間欠的な腹痛を訴えた症例を紹介します。おなかを見ることの大切さはこれまでにも何度かお話ししましたが，今回は"おなかの表面から腸蠕動を見る"ことに注目しましょう。

---

**症例** 50代女性

主訴　間欠的な腹痛

現病歴　生来健康。これまで健診受診歴はありません。来院2か月前から緩徐に体重が減少し，食が細くなってきたそうです。来院2日前に自宅でテレビを見ていたところ，"きりきりとする下腹部痛"を自覚したため内科外来を受診しました。

既往歴　なし

常用薬　なし

アレルギー　なし

家族歴　特記事項なし

---

　さあ，患者さんの病歴を紐解いていきましょう。

　2か月前から徐々に体重が減少し，食欲がなくなってきたという病歴は，悪性腫瘍や慢性炎症性病態などを想起させます。健診受診歴がなく，既往歴もないことから，日頃病院にあまり行く習慣のない方ではないかと想像されます。

　2日前にテレビを見ていたときに感じた"きりきりする下腹部痛"からどのような病態が想像できますか。詳しく聞くと，痛みはゼロになるときもあるようです。この病歴を医学用語に置き換えると，"間欠的な下腹部痛"になるでしょう。間欠的な腹痛を聴取した時点で，条件反射的に周期(痛みの間隔)を聞きた

078　第1章　西洋フィジカル

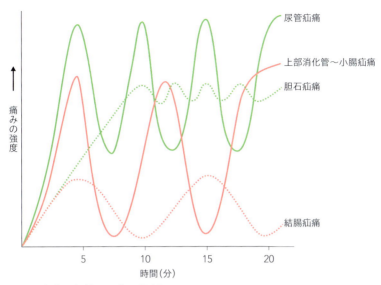

図1 疝痛の部位と周期の関係
Treitz靱帯から閉塞部位までの腸管距離と痛みの周期(間隔)に正の相関がある。

くなりますね。

## 間欠痛は疝痛に置き換えて考える

　間欠痛は，"疝痛(colicky pain)"に置き換えて考えるとよいでしょう。疝痛とは"平滑筋を有する管腔臓器に閉塞ないし狭窄などの通過障害が起こったときに，それに打ち勝とうとして蠕動的に激しい収縮が起こることによって生じる痛み"と定義されています。疝痛の間欠期には痛みがほぼ消失しますが，閉塞・狭窄の部位が下部消化管に行くにしたがって，痛みの間隔は長くなる傾向にあります[1]。言い換えると，Treitz靱帯から閉塞部位までの腸管距離と痛みの間隔には正の相関があります(図1)。

　患者さんへの追加問診で，"痛みは間欠期にゼロになる"ことに加えて，"痛みはおよそ10分間隔で起こる"ことが確認できました。図1からは，10分は間隔として長いと判断できます。

　この追加で聴取した病歴から，この患者さんの痛みの部位や病態を想像して

みましょう。2か月前からの慢性経過の食欲不振・体重減少から悪性腫瘍の可能性が考えられ，10分周期という間欠的な下腹部痛(疝痛)からは，大腸に閉塞性病態の存在が示唆されます。病歴から大腸の閉塞性病態，つまりは悪性腫瘍の可能性がかなり高いと予想できたので，必然的に，身体診察では大腸閉塞を示唆する所見がみられるかを確認する作業に移ることになります。これが"狙った身体診察"になるわけです。

　ちなみに，同じ腸閉塞でも小腸閉塞と大腸閉塞は原疾患も病態も対応も大きく異なりますので，両者は分けて考える必要があります。小腸閉塞は癒着が最も多いですが，大腸閉塞は悪性腫瘍による閉塞が多いことが経験的にわかっています[2]。

## 腸閉塞の身体診察では視診を重視！

　それでは，腸閉塞の身体診察には何があるでしょうか。

　ここでも腹部の身体診察の基本に則り，視診→聴診→打診→触診を行いますが，今回は視診を重視してみます。

　視診では，手術瘢痕，腹部膨満，鼠径部の確認を行いつつ，腹壁から腸管蠕動の視認を行います。手術瘢痕があれば，術後の癒着による癒着性腸閉塞を疑うのは難しくないと思います。腹部膨満は腸閉塞の身体診察で最も多く認められますし，鼠径部の確認は鼠径ヘルニアや大腿ヘルニアを見逃さないために必須です。これまでに何度も強調していますが，腹部の身体診察で最も重要なのは，腹部の視診です。

　みなさんもこんな経験はあるでしょう。腹痛で受診した(認知症がありそうな)高齢患者さんに，腹部の手術歴を確認したら，「わしゃ，腹なんか切ったことはないわい」と言われてしまった。でも，念のためとおなかを見たら，まあ立派な手術瘢痕があった……なんて本当によくある話です。このとき，患者さんを責めてはなりません。人間は忘れる生き物です。臨床医は，常に病歴から想定した疾患に見合う腹部所見がないかどうか，丁寧に腹部の視診を行うことが大切だと思います。

　腹部の視診のうち，腹壁からの蠕動視認(見える腸蠕動)は，腸閉塞に特異的な身体所見です(感度6.3%，特異度99.7%で，陽性尤度比は21.0)[3]。腹痛患

者さんを比較的多く診る機会のある筆者ですが，腸閉塞でこの"見える腸蠕動"にお目にかかる機会はそう多くありません（ただ見逃しているだけじゃないの？　というご批判はあるかと思いますが）．

## 見える腸蠕動

　さて，提示症例に話を戻します．病歴から，大腸の悪性腫瘍を背景とした大腸閉塞の可能性をかなり高く見積もっていたため，腹部の視診を中心に，聴診，打診，触診を施行しました．視診上，腹部の膨満は目立たないものの，右下腹部に腸蠕動を視認することができました（動画 1）．腸蠕動音は亢進しており，高調な金属音を聴取しました．神経を集中して動画の音声に注目すると，腹壁から"グーっと"腸蠕動を視認した際に，"コポコポ"という高調な腸蠕動音が聞こえます（この所見に感動した筆者と看護師・患者さんの話し声が邪魔していたらごめんなさい）．

　触診では圧痛や反跳痛は認められませんでした．よく，初学者は"腸閉塞では圧痛や反跳痛が認められる"と誤解していることがあります．腸閉塞の診断に筋性防御や反跳痛などの腹膜刺激徴候はまったく役に立たないことを認識してください．腸閉塞の初期には腹膜炎を起こしていないため当然で，むしろこれらが確認できた場合には，すでに腸閉塞としては晩期と考えたほうがよいと思います．

　本症例では，その後，腹部 CT を施行しました．すると，上行結腸の肝彎曲部に狭窄と口側の腸管拡張を認めました（図 2a）．後日，大腸内視鏡を施行したところ，管腔のほとんどを占める腫瘍性病変を認め，上行結腸癌およびそれ

▶ 動画 1　　見える腸蠕動（visible peristalsis）

https://igsmov.igaku-shoin.co.jp/onakanophysical05786/17

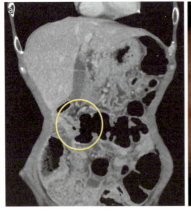
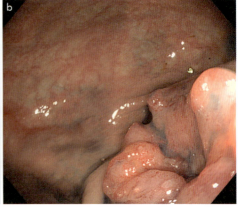

**図2　CT像(a)と大腸内視鏡像(b)**
a：造影CTにて上行結腸の肝彎曲部に狭窄(黄丸)と口側の腸管拡張を認めた。
b：大腸内視鏡検査では，管腔の大部分を占める腫瘍性病変が認められた。

による大腸閉塞と診断し，外科に紹介後，切除術が施行されました(図2b)。

　腸閉塞はcommon diseaseです。腸閉塞では見るべき(確認すべき)身体所見はたくさんありますが，まずは視診に注目するとよいでしょう。腹部をじっと眺めていて，拡張した腸管の蠕動が見えればもう診断です。診断機器の揃っていない病院にいようが，電車にいようが，飛行機で空の上にいようが，どこでも応用可能なフィジカルですので，どうぞご活用ください。

文献
1) 小関一英：急性腹症の早期診断 第2版. メディカルサイエンスインターナショナル, 2012
2) Cappell MS, et al：Mechanical obstruction of the small vowel and colon. Med Clin North Am 92：575-597, 2008
3) Böhner H, et al：Simple data from history and physical examination help to exclude bowel obstruction and to avoid radiographic studies in patients with acute abdominal pain. Eur J Surg 164：777-784, 1998

おなかが膨満している

# 肝嚢胞

## 腹部膨満＋αの症状に注目

　今回も，おなかを見ること（＋α）が診断に役立つ症例を紹介します。"腹部膨満"を訴える患者さんを診たら，常におなかを真横から見る姿勢が大切ですが，今回はおなか以外（＋α）の身体所見にも注目してみてください。

**症例** 70代男性

**主訴** 腹部膨満，両下肢浮腫

**現病歴** 高血圧にて近医に通院中。来院1か月前から上腹部の張りを自覚していたそうです。同時期から両下肢浮腫の自覚もありました。近医を受診し，血液検査を施行したところ，腎機能の悪化を認めたため当科に紹介されました。前医で施行された血液検査は，BUN 30.4 mg/dL，Cre 2.38 mg/dL でした。なお，これまでに慢性腎臓病を指摘されたことはありません。

**既往歴** 脳梗塞，高血圧

**常用薬** ラベプラゾールナトリウム10 mg　1回1錠　1日1回，アスピリン100 mg　1回1錠　1日1回，カンデサルタンシレキセチル8 mg　1回1錠　1日1回

**アレルギー** なし

**家族歴** 特記事項なし

　患者さんの腹部と両下肢の写真を示します（図1）。今回は腹部膨満だけではなく，両下肢浮腫や腎機能悪化の合併が認められており，一見すると複雑な病態が想像されますが，基本に忠実に，病歴と身体所見から患者さんの病態を想像していきましょう。

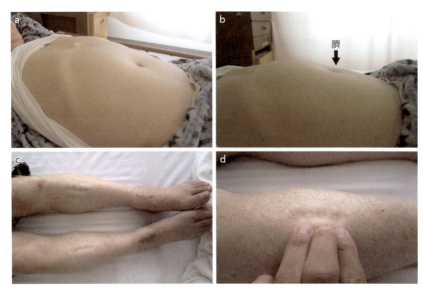

図1　腹部(a, b)と下肢(c, d)の様子

## 腹部膨隆パターンから考える

　まず，腹部膨満の鑑別診断を考えるうえでkeyになるのは，おなかを真横から見ることです．「尿閉」の項で提示したabdominal profile（DeGowin）の腹部膨隆のパターンを思い出しましょう（→74頁の図2）[1]．今回のケースでは，臍（図1b矢印）より上腹部の膨満が目立ちます．したがって，解剖学的に上腹部に存在する臓器を考えればよいということになります．急性胃拡張や肝腫大，膵嚢胞などがざっと頭に浮かびます．
　患者背景に目を転じると，少なくともこれまでに膵嚢胞の指摘はなく，肝硬変の病歴もなさそうです．急性胃拡張の多くは急性発症であり，1か月前という経過はそぐわないでしょう．では，どんな病態を考えますか．

## 腹部膨満＋αの症状に注目

　この患者さんの病態を考えるうえで，腹部膨満＋αの症状に注目するとよいでしょう．両下肢浮腫と腎機能の悪化という部分です．本項の主題からは逸れ

ますが，浮腫の鑑別は実臨床でとても重要ですので，この機会に復習しておきましょう。「総合診療」2021 年 11 月号で，柴崎俊一先生が素晴らしい特集を組まれているので，一読をお勧めします[2]。

## 浮腫の鑑別

下肢の浮腫を見たら，片側性か，両側性かで分類します。片側性の場合は，深部静脈血栓症(deep venous thrombosis；DVT)・蜂窩織炎・リンパ浮腫・Baker 囊腫の破裂を疑います。両側性の場合は全身性疾患，すなわち，心不全・腎不全・肝硬変・糖尿病・内分泌疾患(甲状腺機能低下症)・薬剤(カルシウム拮抗薬や非ステロイド性抗炎症薬)を考慮します。須藤博先生は，"「心腎肝糖尿病内分泌＋薬剤」と唱えなさい"と研修医に指導しています[3]。

さらに，浮腫を圧痕性と非圧痕性に分類します。圧痕性であれば，皮膚を 10 秒押して凹みが戻るまでの時間(pit recovery time)を計測して，40 秒未満であれば fast pitting edema と考えます。これは低アルブミン血症が原因のことが多く[4]，ネフローゼ症候群・蛋白漏出性腸症や肝硬変(Alb＜2.5 g/dL のことが多い)に認められ，皮膚は光沢を伴っています。一方，40 秒以上の場合は slow pitting edema といい，静水圧が上昇する病態，すなわち，心不全や腎不全，静脈の機械的な圧排による血流うっ滞などを考えます。

今回の患者さんは，指で脛骨粗面を圧迫したところ，pit recovery time は 40 秒以上を要したので，slow pitting edema ということになります。このことから，腹部膨満と両下肢浮腫の原因として，上腹部に何らかの占居性病変があり，下大静脈(inferior vena cava；IVC)の圧排による下肢血流のうっ滞という機序が想像できます。

## 腎機能はどう考える

では，腎機能低下はどう説明するのでしょうか。これに関しては，実際に撮像された画像とともに考えていくことといたしましょう。

図 2a は腹部造影 CT の冠状断を示していますが，一見して，肝臓に巨大な囊胞があり，これが IVC を見事に圧迫しているのがわかります。さらに驚くべきことに，肝囊胞が IVC を完全に圧排したことで頭側の血流(心臓に還る血流)が保てなくなり，側副血行路の発達が認められます(図 2b)。この画像か

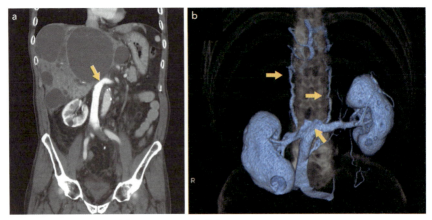

図2　腹部造影CT像(a)と3D-CTV像(b)
a：肝嚢胞によるIVCの圧迫がみられる(矢印)。
b：側副血行路の発達が認められる(矢印)。

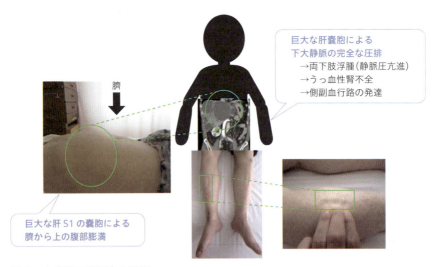

図3　本症例の腎不全の原因

ら比較的亜急性の経過でIVCが圧排→右腎静脈が圧排され、うっ血による腎不全を発症したものと連想されます(図3)。

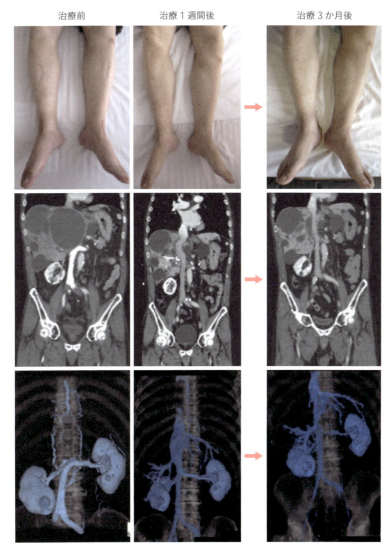

図4 囊胞の穿刺排液後の経時的な下肢浮腫・血行動態の変化

## その後の経過(図4)

　入院のうえ，放射線科にコンサルテーションし，後日，待機的に CT ガイド下で経皮的囊胞穿刺排液＋硬化剤注入を施行しました．穿刺すると，血性の内

容液が勢いよく流出し，嚢胞内圧が高かったことがうかがわれます。おそらく，もともと存在していた肝嚢胞内に出血をきたしたことで，嚢胞のサイズが急速に増大し，それが腹部膨満として現れたのでしょう。そして嚢胞が IVC を完全に圧排させたことで，両下肢浮腫が惹起されたものと思われます。

　さらに興味深いことに，嚢胞の内容液をドレナージし，IVC への圧排を解除したところ，速やかに血清クレアチニン濃度は低下し，もとのレベルに復しました。このことから想像するに，急性腎障害(acute kidney injury；AKI)は肝嚢胞の IVC 圧排による静脈うっ血が原因で，嚢胞ドレナージを施行して IVC の圧を減ずる(＝血行動態を改善させる)ことで AKI から離脱できたというわけです。AKI をみたら，まずは腎後性の原因から考えるのは定石ですが，本症例のように機械的な静脈圧排が原因でも AKI をきたしうることに留意する必要があるでしょう[5]。

　図 4 は本症例の治療 1 週間後，治療 3 か月後の下肢の様子と腹部造影 CT および 3D-CTV 像です。治療後，明らかに下肢浮腫は軽減され，下大静脈の血流も回復しているのが一目でわかります。

　腹部膨満の鑑別は多岐にわたりますが，腹部＋αの視診が最も重要です。どんなに忙しくても，患者さんの語る病歴を決しておろそかにせず，見ればわかる(診断に直結するかもしれない)身体所見を大切にしたいものです。

---

文献

1) LeBond RF, et al：DeGowin's Diagnostic Examination. 9th ed. p 473, McGraw Hill, New York, 2009
2) 柴崎俊一：Q & A で深める「むくみ診断」—正攻法も！一発診断も！外来も！病棟も！. 総合診療 31：1350-1401, 2021
3) 須藤　博：Dr. 須藤の酸塩基平衡と水・電解質—ベッドサイドで活かす病態生理のメカニズム. 中山書店，2015
4) Henry JA, et al：Assessment of hypoproteinaemic oedema：a simple physical sign. Br Med J1：890-891, 1978
5) Nakano H, et al：Inferior vena cava compression and acute kidney injury. Saudi J Kidney Dis Transpl 30：747-748, 2019

おなかが膨満している

# 腹水

## 病歴と視診・打診から腹水貯留をみつけよう

　腹部膨満のケースを3回続けて提示してきましたが，いかがでしたか。復習ですが，"腹部膨満"から導き出される鑑別診断は，ずばり 6F＋αです。すなわち，Fat(脂肪)，Fetus(妊娠)，Fluid(腹水)，Flatus(腸内ガス)，Feces(便)，Fatal growth(腹腔内致死的腫瘍)＋尿閉であると理解します。

　今回は，"Fluid"の貯留に伴って腹部膨満がみられたケースを提示します。

---

**症例** 80代女性

**主訴** 腹部膨満，食欲低下

**現病歴** 高血圧症・糖尿病にて内科に定期通院中。来院2か月前から食が細くなってきたそうです。徐々におなかが張ってきたため，消化器内科外来を受診しました。

**既往歴** 糖尿病，高血圧，大腸がん(右半結腸切除術後)

**常用薬** メトホルミン塩酸塩，ナテグリニド，アジルサルタン・アムロジピンベシル酸塩配合剤，ロサルタン・ヒドロクロロチアジド配合剤，ロサルタンカリウム

**アレルギー** なし

**家族歴** 特記事項なし

---

　2か月前から食が細くなってきたという経過から，"慢性経過の食欲不振"と置き換えて考えると，やはり消化管の悪性腫瘍を考えたくなります。また，この患者さんは糖尿病かつ大腸がん術後という背景がありますので，大腸がんの再発をはじめとして，膵がん，肝がんなどの可能性も念頭に置いてワークアップする必要があるでしょう。

　ここで，おなかが張ってきたという病歴から，Flatus(腸管ガス＝腸閉塞)，

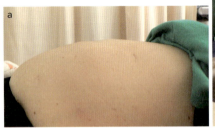
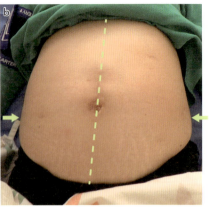

図1　腹部所見
矢印：buldging flanks，破線：Tanyol sign

Fluid（腹水），Fatal growth（腹腔内致死的腫瘍）を鑑別に挙げるのは自然な流れだと思います。これらの鑑別に身体診察が大いに寄与してくれます。

## まずは臍の位置に注目！

　まず，患者さんの腹部写真を提示しましょう（図1）。一見して，おなか全体が張っているのがわかりますね。真横から見ると全体的に腹部膨満が認められますので（図1a），腸管ガスや腹水の可能性を考慮します。

　視診では，臍の位置に注目してみてください。通常，健常人では，臍の位置は剣状突起と恥骨結合を結んだ直線の中点±1cmにあるといわれています。それよりも足側に臍が移動していたら，それは腹水を示唆する所見で，Tanyol signといいます[1]。また，腹水の場合，両側腹部の膨隆を認めることが多く，bulging flanksといいます（図1b）。患者さんによっては，臍ヘルニアを認める場合もあります（図2）。

## 打診による音の変化を見逃さない！

　打診では，臍部に鼓音，両側腹部に濁音を認めますし，患者さんを側臥位に

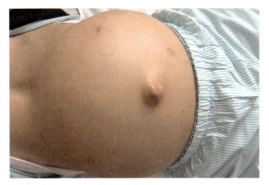

図2 臍ヘルニア(別患者)

させた状態で打診すると、重力の影響で腹水が移動し、濁音界もそれに伴って移動します(shifting dullness、動画1)。皮下脂肪の揺れを抑えるために、患者さんに腹部正中に手刀を立ててもらい、一側の側腹部を打診して、反対側の側腹部で波動を感じる方法(fluid wave)もあります。

病歴と身体所見から、この患者さんは腹水が貯留している可能性が高いと判断できました。では、その原因は何でしょう。

## 腹水貯留の原因精査

血液検査と腹部CTを示します。

---

▶ 動画1　shifting dullness

https://igsmov.igaku-shoin.co.jp/onakanophysical05786/18

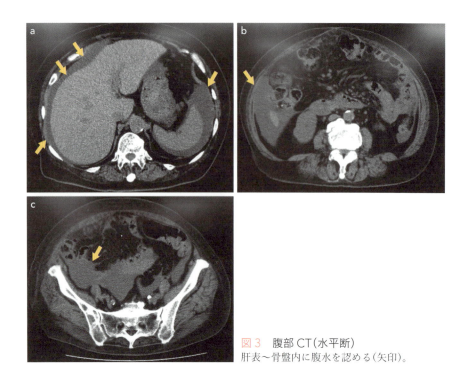

図3 腹部CT（水平断）
肝表〜骨盤内に腹水を認める（矢印）。

### 症例 つづき

血液データ　WBC 9,250（N：69.8）/μL，RBC 394万/μL，Hb 11.7 g/dL，Plt 37.9万/μL，AST 19 U/L，ALT 8 U/L，ALP 83 U/L，LDH 209 IU/L，Na 142 mEq/L，K 4.2 mEq/L，Cl 108 mEq/L，TP 6.8 g/dL，Alb 3.4 g/L，CRP 2.01 mg/dL
腹部CT　肝表・骨盤内に腹水を認める（図3）。

　原因不明の腹水貯留のため，診断目的に腹水穿刺を施行しました。外観は混濁あり，比重1.039，細胞数1,527.3/μL，Alb 2.6 g/dL，総蛋白5.1 g/dL，LDH 2,826 IU/L。血清腹水Alb較差（serum-ascites albumin gradient；SAAG）は，血清Alb − 腹水Alb＝3.4 g/dL − 2.6 g/dL＝0.8 g/dLと1.1 g/dL未満だったので滲出性腹水と判断しました。腹水細胞診では，Class Vで，多数の腺癌細胞の集塊を認めました。腫瘍マーカーは，CEA 2.1 ng/mL（基準5.0 ng/mL以下），CA 19-9＜2.0 U/mL（基準37.0 U/mL以下）と，どちらも基準範囲内

でした。後日，原発巣の検索のため，消化器内科で上・下部消化管内視鏡を施行されましたが，どちらにも異常は認められませんでした。担当の消化器内科医からは，"原発不明がんで予後不良です"と説明され，患者さんは途方に暮れていたそうです。

　たまたまこの患者さんの糖尿病を follow している内科医から，この結果について相談を受けました。私は，十分な検索にもかかわらず原発巣が不明で，細胞診で腺がんが出ていることから，原発性腹膜がんを想定し，CA 125 を測定したところ，474 U/mL（基準 35.0 U/mL 以下）と上昇していました。腹水細胞診陽性，CA 125/CEA＞25 から原発性腹膜がんの可能性を考え，腫瘍内科・婦人科専門医を擁する総合病院へ紹介しました。そちらで腹膜生検が行われ，原発性腹膜がんの診断がつきました。原発性腹膜がん Stage Ⅳ（鼠径リンパ節転移）の診断にて，上皮性卵巣がんに準じ，通院で化学療法 TC 療法を 3 サイクル施行。化学療法は著効し，腹水は消失しました。その後，手術を施行し子宮全摘，卵巣摘出，大網切除しましたが，がん細胞は認められませんでした。術後，化学療法を 3 サイクル追加し，CA 125 は正常値となり，完全奏効（CR）となったそうです。紹介先の腫瘍内科医から，うれしい報告がありました。

　今後は，維持療法として，ニラパリブという分子標的薬の内服を予定しています。このまま奏効を維持すると，治癒できる可能性も高いと思われます。このたびはいち早く診断・ご紹介いただいたことにより，よい経過となり，患者さんもとても感謝しております。趣味のボウリングも続けています。大腸がんの既往もあった患者さんで，ともすると，高齢，腹膜播種で，治療できないなどと言われることもある疾患ですが，この患者さんのように，うまく化学療法が奏効し，長生きできることも少なくありません。この疾患をもっと多くの方に知っていただきたいです。もともと〇〇先生の患者さんであったと聞いておりますが，〇〇先生にもよろしくお伝えください。

　この患者さんのように，腹膜がんは，原発不明がんの予後良好なサブグループです。腹膜がんは，仮に腹膜播種していても，化学療法で治癒が見込める病気であることを認識しておくことが大切です。この病気に関して，本邦の第一

人者である勝俣範之先生が，文献2にわかりやすくレビューしてくださって
います。ぜひご一読ください。

　病歴と身体診察を駆使して，腹水の存在を認知したら，腹水貯留の原因精査
が必要です。今回は比較的稀な原発性腹膜がんの診断がついた患者さんを紹介
しましたが，多くは肝硬変に伴う腹水かもしれません。肝硬変の身体診察は，
95頁を参照してください。

文献 —————————————————————————————
　1）Menduke H, et al：Umbilical ptosis. Am J Dig Dis 1：417-423, 1956
　2）勝俣範之：原発性腹膜がん. 内科 131：95-98, 2023

おなかが膨満している

# 肝硬変

## 多彩な身体所見を押さえよう

　私はかねてから，"肝硬変は消化器医の病気ではなく内科医の病気である"と申し上げていますが[1]，その理由は，肝硬変という疾患自体がいかにも内科的であるためです。本項では2つの症例を提示して解説していきます。

　症例の紹介に入る前に，肝硬変の身体所見への理解を深めるために，まず病態・疫学を紹介し，問診，身体所見の総論を説明します。

## 肝硬変とは

### 肝硬変の病態・疫学

　肝硬変は長きにわたる肝組織の障害に基づく病理学的変化で，あらゆる原因によって生じる，慢性・進行性肝疾患の終末像と定義されます。病理学的には，①肝全体に及ぶびまん性の病変，②肉眼的結節の形成，③グリソン鞘と中心静脈間を結ぶ間質性隔壁の形成，④再生結節の形成による肝小葉構造の改築（偽小葉形成）などの所見が認められます。

　わかりやすく説明すると，慢性肝炎を繰り返すことにより，破壊と再生を繰り返した肝臓の構造が変化し，肝細胞の集団（肝小葉）の間に線維が形成されます。この線維が徐々に厚くなり，肝小葉がもともとと異なる細胞集団（偽小葉）で置き換えられた状態が肝硬変です。

　肝硬変が進行すると肝細胞の機能が障害されます。すなわち"化学工場"としての合成能，処理能，貯蔵能，免疫能がいずれも低下します。また，肝線維化の進行により門脈からの血流が肝臓へ流入しにくくなり，脾臓への血流が増加して脾腫や脾機能亢進が惹起されたり，新たなバイパスルート（側副血行路）が

095

形成されることで食道静脈瘤や脳症を発症したり，血流うっ滞に伴い腹水や浮腫を生じたりします。

　肝硬変の機能的な分類として，肝不全に起因する合併症(肝性脳症，黄疸，腹水)の有無から，代償期と非代償期の2つに分けます。代償期には，肝機能が保たれているため，症状に乏しいですが，非代償期になると，多彩な肝不全症状が出現します。

# 病歴聴取と身体所見

　一般に，代償期の肝硬変では自覚症状に乏しいため，問診のみで肝硬変の診断がつくことはほとんどありません。しかし，"夏場に汗をかきにくくなった"といった情報は，線維化が進展した肝硬変を考える証左になります。肝硬変では，門脈圧亢進症や肝実質の機能低下による Alb 合成低下から，有効動脈内容量が低下して血管内脱水が惹起され，レニン-アンジオテンシン-アルドステロン系(renin-angiotensin-aldosterone system；RAAS)が亢進し，腎尿細管での Na の再吸収が亢進し，交感神経系が活性化され，汗腺が収縮し，発汗を低下させるためです。

　肝硬変の存在を疑う身体所見は多彩な一方で，患者さんが気づいていないことも多く，こちらから積極的に探しにいくことで，肝硬変の可能性を高めることができます。肝硬変の身体所見は，"合わせ技"です。つまり，1つの所見だけで満足するのではなく，複数の所見を探しにいくスタンスが重要です。"局所所見"と"全身所見"に分けて説明しましょう。

## ▌局所所見

　肝臓・脾臓の診察と門脈圧亢進症所見の有無を探します。肝臓の診察では打診と触診を意識します。右鎖骨中線を乳頭から足側に向けてコツコツと打診していくと，乳頭と肋骨弓の真ん中付近で音が濁音に変わります。ここが肝上縁です。次に，右鎖骨中線上で臍の高さから頭側に向かってコツコツと打診していくと，肋骨弓より少し上で濁音になります。これが肝下縁です。肝上縁から下縁までの距離がすなわち，肝濁音界(liver span)です。体格にもよりますが，正常値は 8±2 cm と覚えます。肝硬変の場合，肝右葉が萎縮するため，

096　第1章　西洋フィジカル

肝濁音界が消失する傾向にあります。ちなみに肝濁音界が消失する重要な鑑別疾患として消化管穿孔が挙げられます(➡ 70 頁)。

その後，患者さんに軽く呼吸を促し，右第 2 指の橈骨側を肋骨縁に押し付けながら吸気時にゆっくり降りてくる肝下縁を触知します。経験的にアルコール性肝硬変の場合，肝左葉が腫大するため，心窩部の触診で肝下縁をゴリっと触知できることが多いです。背景肝(肝硬変に至らしめた慢性肝疾患の原因)の線維化が強いと門脈圧亢進症を生じますが，身体所見では腹壁静脈の怒張(venous dilatation of abdominal wall, caput medusae)を認めます。

さらに，側副血行路を認識したら，剣状突起部や臍上に聴診器を置き，雑音を聴取します。これは，Cruveilhier–Baumgarten murmurs(C-B murmurs)といって，『サパイラ 身体診察のアートとサイエンス 第 2 版』(医学書院)では，門脈圧亢進症で聴取する静脈性雑音で，Valsalva 法で呼気時に音が大きくなると示されています[2]。

## 全身所見

手，爪，皮膚，胸壁，腹壁，下腿，口臭に注目します。まず両手を前に差し出してもらい，羽ばたき振戦(asterixis)を確認しましょう(➡ 106 頁)。

肝性脳症でみられる陰性ミオクローヌス(間欠性の姿勢保持困難)が有名ですが，実は，肝硬変だけではなく，末期腎不全による尿毒症や肺気腫を背景とした高 $CO_2$ 血症でもみられ，いわゆる代謝性脳症一般でみられると理解します。両手首を背屈させたまま，上肢を前方正面に突き出してもらうと観察が容易になります。

さらに爪の基部から爪の大部分が白色混濁化した所見があれば，Terry 爪と認識します(➡ 105 頁)。ばち状指もみられることはありますが特異性は低いです。

肝臓でのエストロゲン代謝が低下することで，前胸部の皮膚にはクモ状血管腫(vascular spider，➡ 104 頁)，手掌紅斑(palmar erythema，➡ 105 頁)を認め，女性化乳房(➡ 105 頁)や睾丸萎縮も認められます。

皮膚黄染(黄疸)は肝硬変において有名な身体所見ですが，暗い病室で黄疸を認識するのは意外と難しく，身体診察で高名な Sapira 先生は"屋外の駐車場(parking lot)"で黄疸患者を診察することを推奨しています。つまり暗室より

も太陽光で明るくした状態で診察したほうが，よりはっきり黄疸が視認できるということでしょう。一般には，総ビリルビン(T-bil)が 3 mg/dL 以上になると明らかになります。

下腿浮腫は通常両側性で pitting edema(➡ 106 頁)のことが多いです。門脈圧亢進症は単独で起こることはまずないと考えてよく，低アルブミン血症との両方が関与します。前脛骨を 40 秒押して陥凹が戻るまでの時間(pit recovery time)を測定して 40 秒以上であれば，静水圧上昇による浮腫(slow pitting edema)，40 秒未満であれば低アルブミン血症(fast pitting edema)です。

さて，患者さんの一見した外観と病歴から，肝硬変と認識できたら，身体診察で，愚直に全身所見・局所所見を探しにいきます。その意味で，肝硬変は内科医の疾患なのです。患者さんが口にしなくても，彼ら彼女らの身体には，"発見されることを待ち望んでいる身体所見"が山ほどあります。それら身体所見の存在に気づくことができるのは，他でもない，アナタなのです。

それでは，実際の症例をみていきましょう。

---

**症例 1** 40 代女性

**主訴** 腹部膨満，食欲低下

**現病歴** 来院 2 年前から腹部膨満があり，前医で肝硬変と診断されました。それまでウォッカ 350 mL を毎日飲酒する大酒家でした。アルコール性肝硬変と診断され，同時にアルコール依存症の診断も受けています。内科的治療に並行してアルコール依存症の治療目的に精神科医へも紹介されましたが，通院を自己中断。その後も何度か吐血で他院に救急搬送され，緊急上部消化管内視鏡で食道静脈瘤結紮術(endoscopic variceal ligation；EVL)が施行されました。しかし，飲酒を止めることができていません。

今回は，前医に腹部膨満で受診し，肝性腹水の診断で腹水穿刺排液を施行。前医との折り合いが悪く，紹介状を持参して来院しました。

**検査所見** 血液・生化学検査(表 1)

## 腹部膨満の鑑別診断は 6F＋α

慢性経過の腹部膨満です。これまでにも何回か出てきましたが，"腹部膨満"

表1 症例1の一般検査所見

| 血算 | | TP | 7.1 g/dL | ALP | 141 U/L |
|---|---|---|---|---|---|
| WBC | 7,060/μL | Alb | 2.6 g/dL | γGTP | 175 U/L |
| RBC | 276 万/mL | AST | 113 U/L | T-bil | 9.5 mg/dL |
| Hb | 9.6 g/dL | ALT | 48 U/L | D-bil | 4.0 mg/dL |
| Ht | 27.8% | CRP | 0.33 mg/dL | TBA | 75.3 μmol/L |
| Plt | 14.3 万/mL | BUN | 10 mg/dL | HbA1c | 3.9% |
| 生化学 | | Cr | 0.61 mg/dL | Glu | 97 mg/dL |
| Na | 133 mEq/L | eGFR | 83 mL/分/1.73 m² | 凝固 | |
| K | 3.5 mEq/L | UA | 4.6 mg/dL | PT | 57.7% |
| Cl | 96 mEq/L | LDH | 513 U/L | | |

から導き出される鑑別診断は 6F＋α です（➡ 75 頁，89 頁）。今回は大酒家に生じた腹部膨満です。実臨床では，常に患者背景を考慮した鑑別診断が重要ですが，大酒家というキーワードが入ると，おのずと肝硬変は上位に入ります。本症例は，ウォッカ 350 mL を毎日飲んでいるとのことです。これは純エタノール量に換算すると 112 g/日となり，大酒家に分類されます。

　お酒の適量，飲酒量の尋ねかたはコラム「飲酒量の尋ねかた」（➡ 36 頁）を参照してください。

## コラム

### 女性のアルコール性肝硬変

　通常，アルコール性肝硬変は 1 日平均純エタノール 110 g 以上（日本酒換算で 5 合/日以上）の飲酒を 20〜30 年続けていると起こります。ただし女性の場合はその 2/3 の飲酒量で，飲酒期間も 12〜20 年程度で肝硬変に至る場合があることを知っておくとよいでしょう。つまりは，20 歳前後で飲酒を開始した場合，日本酒 5 合/日以上の大酒家の 40 代女性は，かなり進行した肝硬変で見つかることが多いということです。私のこれま

での経験でも，40 代の女性のアルコール性肝硬変は，診断された時点ですでに予備力の低下した Child-Pugh 分類 B〜C の非代償性の肝硬変であることが多く，断酒を指示してもうまくいかず，肝不全で亡くなられる方が多い印象です。本来，代償期の時点で介入できれば，かなり多くの患者さんを救えるのではないかと淡い期待を抱いているのですが，アルコール性肝硬変の患者さんの場合，そもそも病院嫌いな方が多く，なかなか介入の一歩に至ることができないのです。

## 症例 1 の局所所見

まず，患者さんの写真を提示します（図 1）。一見して，おなか全体が張っています。さらに，腹壁の静脈怒張が目立ちます。臍の位置に注目します。健常人では，臍の位置は剣状突起と恥骨結合を結んだ直線の中点±1 cm にありますが，実測するとそれよりも足側に臍が移動しており，腹水を示唆する所見（Tanyol sign）です。また，両側腹部の膨隆を認めます（bulging flanks）。

本症例の特徴的な所見はメデューサの頭（caput medusae）であり，アルコール性肝硬変，肝性腹水と診断しました。

本症例は，長期の飲酒で肝線維化が進展し，門脈圧亢進症から食道静脈瘤の発達も認められました（図 2）。このように，背景肝の線維化が高度な症例では，肝臓に流入できない門脈血が側副血行路を介して心臓に何とか血液を還流する過程で，caput medusae が発達していることが多く，今回はあえてここに注目します。

### ▌門脈圧亢進症に特徴的な腹部血管雑音

さあ，聴診器の登場です。全神経を集中して，患者さんの剣状突起部〜臍上に聴診器を当てて雑音を聴取します。

動画 1 は，聴診器の膜型で聴診していますが，ゴーゴーという連続性雑音が聴取されます。動画 2 は，ベル型で聴診し，微細な音の違いがわかるように工夫しています。吸気と呼気を促すと，それぞれの相で音の強弱が変わっていることに気がついたでしょうか。

100　第 1 章　西洋フィジカル

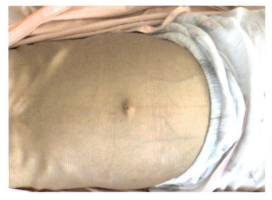

**図1　症例1の腹部**
腹部全体が張り(bulging flanks)，腹壁の静脈怒張(caput medusae)も目立つ。

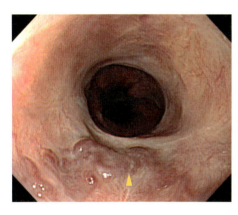

**図2　上部消化管内視鏡所見**
過去に複数回，吐血で緊急上部消化管内視鏡が施行され，食道静脈瘤結紮術(EVL)が行われている。9時方向と5時方向にEVL後瘢痕を認める。6時方向には発達した食道静脈瘤(矢頭)を認める。

　この雑音が，C-B murmursで，門脈圧亢進症で聴取する静脈性雑音です。肝硬変で形成される側副血行路は，平たく言うと，硬くなった肝臓を素通りする(＝硬くて肝臓に戻れないために発達する)ルートを指します。ここを門脈血

| ▶ 動画1 | 膜型聴診器による腹部の聴診 | ▶ 動画2 | ベル型聴診器による腹部の聴診 |

https://igsmov.igaku-shoin.co.jp/onakanophysical05786/19

https://igsmov.igaku-shoin.co.jp/onakanophysical05786/20

肝硬変

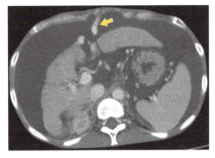

図3 腹部ダイナミックCT門脈相
著明な腹水貯留を認め、肝の萎縮は高度である（矢印：傍臍静脈）。

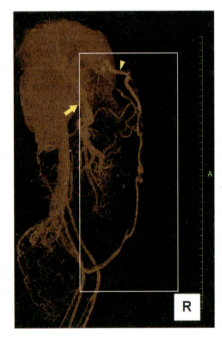

図4 門脈系システム（3D-Angio）
四角部分は、傍臍静脈から腹壁下に抜け、右大腿静脈に還流する門脈-大循環シャントである（矢印：門脈本幹，矢頭：傍臍静脈から腹壁下にすり抜けるシャント）。

が還流する際に聴取される静脈由来の雑音が、C-B murmurs です。吸気時に音が大きくなり、呼気時に音が小さくなります[3]。これを聴取したとき、かなり興奮しました。

## 画像所見で体内の様子をより鮮明にイメージしよう

本症例のCT（図3, 4）とドプラ超音波（図5, 6）を提示しましょう。

図3では、門脈相で、傍臍静脈から腹壁下に抜ける発達した側副血行路を

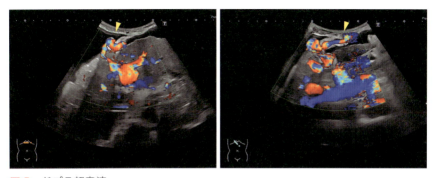

図5　ドプラ超音波
門脈臍部から腹壁下に抜けるシャントが認められる(矢頭)。ドプラ超音波を併用するとリアルタイムに門脈の血流動態を把握できる。

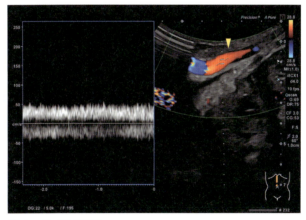

図6　ドプラ超音波
門脈臍部から腹壁下に抜けるシャント(矢頭)である。このシャントの直上に聴診器を当てると、ゴーゴーという連続性雑音が聴取できる。

認めます。この門脈系システムを、特別に画像処理したものを図4に示します。これは患者さんの右側腹部から腹部血管を眺めた写真です。四角で囲った部分が、肝臓を素通りして、腹壁下をすり抜けて、右大腿静脈に還流する、累々とした側副血行路の全体像です。

次に、ドプラ超音波を示します。心窩部の横走査で、門脈本幹を to and fro する拡張蛇行した側副血行路が描出され(図5)、腹壁下に連続して流れる像が

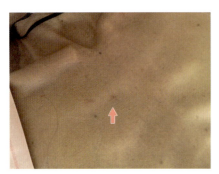

図7 クモ状血管腫

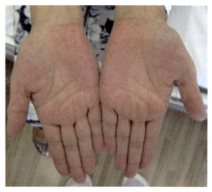

図8 手掌紅斑
別症例：40代女性，アルコール性肝硬変

みてとれます（図6）。イメージしにくい場合は，連続性雑音を聴きながら，ドプラ超音波像を眺めてください。多量の門脈血が肝を介さず，全身の大静脈に還流している像がイメージできるでしょう。本症例では，過去に肝性脳症のエピソードがありました。肝予備能はChild-Pugh分類Cで，むろん，肝臓でのアンモニア代謝の遅延も影響していると思いますが，背景肝の門脈圧が高い場合，著明に発達した側副血行路を介して，腸管静脈血が肝を介さず大循環に流入する機序も脳症を惹起させる因子となります。

したがって，脳症の予防のために，排便コントロールの強化や，窒素負荷がかからないよう蛋白質摂取を減らす，脱水にならないように利尿薬を微調整する，消化管出血をきたさないように上下部消化管内視鏡で静脈瘤をチェックする……など，肝硬変の合併症をトータルに管理することが求められます。肝硬変は実に内科的な疾患であることが，感じていただけると思います。

## 全身所見

### 前胸部のクモ状血管腫

この患者さんの前胸部の写真に注目してください（図7）。ちょっとわかりづらいですが，これはクモ状血管腫（vascular spider）です。拡張した毛細血管がクモの脚のようにみえるため，このように呼ばれるようになったようです。動

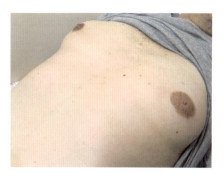

図9 女性化乳房
別症例：60代男性，アルコール性肝硬変

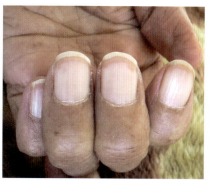

図10 Terry爪
〔須藤博先生のご厚意による〕

画もお示しします（動画3）。ボールペンの先端を真ん中に当てて，パッと放すとクモの脚を鮮明に見ることができます。原因は肝臓でのエストロゲン代謝が低下するためとされており，同様の機序でみられるフィジカルに手掌紅斑（palmar erythema）（図8）や女性化乳房（図9）が知られています。

## Terry爪

次は爪を見てみましょう。爪の基部から大部分が白色に変化した所見があれば，Terry爪と認識できます（図10）。これは1954年にTerryが肝硬変の患者さんで初めて報告した身体診察ですが[1]，その後，心不全や慢性腎臓病，2型糖尿病でもみられることが相次いで報告され，肝硬変に特異的な所見ではありません[5]。ただ，個人的には低アルブミン血症を伴う肝硬変でみられることが

▶ 動画3　　クモ状血管腫

https://igsmov.igaku-shoin.co.jp/onakanophysical05786/21

肝硬変　105

多いと思っています。

## 羽ばたき振戦

次に，手を見てみましょう．手では羽ばたき振戦を確認します（動画4）．両手を前に突き出し，手関節を背屈させたまま手指と上肢を伸展させ，その姿勢を保持するように指示すると，手関節および中指関節が掌屈し，もとに戻そうとして背屈する現象が見られます．

これは肝性脳症でみられる陰性ミオクローヌス（間欠性の姿勢保持困難）として有名ですが，代謝性脳症一般でもみられることがあります．COPD（chronic obstructive pulmonary disease）を背景とした高$CO_2$血症や，末期腎不全による尿毒症でも認められます．

## pitting edema

続いて下腿に注目します（➡ 109頁，図12）．肝硬変で認められる下腿浮腫は通常両側性かつpitting edemaであることが多いですが，その機序としては低アルブミン血症が関与します．前脛骨を10秒押して陥凹が戻るまでの時間（pit recovery time）を測定します．戻るまでの時間が40秒以上であればslow pitting edema，40秒未満であればfast pitting edemaと判断します[6]．前者の代表例が静水圧上昇を背景とした心不全や腎不全で，後者の代表例が低アルブミン血症です．ただし実臨床ではこれらが混在する場合もあります．

肝硬変に伴う低アルブミン血症の場合はfast pitting edemaをとることが多く，一般には血清アルブミンが2.5 g/dL未満で認められることが多いでしょう．

通常は腹壁も診察しますが，これについては「腹水」（➡ 89頁）を参照してく

動画4　羽ばたき振戦

https://igsmov.igaku-shoin.co.jp/onakanophysical05786/22

ださい。

症例1は，非代償期の肝硬変で，腹水貯留や食道静脈瘤の発達もみられ，肝予後は不良でした。本来であれば，ここまで悪化する前にきちんと診断・治療を受けるのが理想ですが，アルコール性肝硬変の場合は，なかなか難しいかもしれません。

さて，もう1例肝硬変の症例を紹介します。厳密には腹部の身体診察を扱った症例ではありませんが，"肝硬変が内科医の病気である"ことを私自身がしみじみ感じた，忘れられない患者さんを紹介します。この患者さんとの出会いがきっかけで，肝硬変＝全身を診ることの大切さを認識できました。私にとっては忘れられない症例です。このエピソードは以前「総合診療」にも紹介する機会がありましたので，よろしければそちらもご覧いただければ幸いです[7]。

---

**症例2** 70代男性

**主訴** 腹部膨満

当院受診までの経緯をまとめます。

45歳　不整脈を指摘され，某循環器病院に通院開始。

46歳　肥大型心筋症（HCM）と診断。

51歳　動悸が悪化しカルディオバージョン（DC）を施行。

67歳〜　両下腿浮腫を指摘され心不全と診断。重度の三尖弁閉鎖不全症（TR）を指摘。

67歳　洞不全症候群（SSS）にてペースメーカー植え込み術を施行。

68歳〜　腹部膨満が出現し，夏場に汗をかかなくなった。

70歳〜　腹部膨満が悪化，前医の超音波，CTにて肝硬変が疑われた。

**現病歴** 慢性心不全（HFpEF），洞不全症候群，慢性腎臓病（G3bA3）にて他院循環器科に通院していました。来院3年前より腹部膨満が出現し，夏になっても汗をかかなくなっていたそうです。今回，来院1か月前より腹部膨満の悪化を自覚し，前日の夜に，自宅でぼーっとしている状態を家人に指摘され来院しました。

**常用薬** カルベジロール　1回2.5 mg　1日2回，トルバプタン　1回15 mg　1日1回，アゾセミド　1回30 mg　1日1回，レボチロキシンナトリウム水和物1回50 mg×2　1日1回，ワルファリンカリウム　1回1 mg　1日1回，フロセミド　1回40 mg×2　1日2回，酸化マグネシウム　1回250 mg×3　1日1回，

肝硬変　107

アミオダロン塩酸塩　1回50 mg×1.5　1日2回

嗜好品　喫煙：15本/日×12年間（～32歳），飲酒：ビール500 mL＋焼酎お湯割り1～2杯

バイタルサイン　意識レベル：JCS 1～2，羽ばたき振戦あり，血圧93/67 mmHg，脈拍90回/分・整，体温35.9℃，呼吸数24回/分，SpO$_2$ 97%（室内気）

　さて，病歴を踏まえて身体診察では，どこにフォーカスしましょうか。

## 身体所見

　まず動画をご覧ください（動画5）。この動画では羽ばたき振戦をみています（➡ 106頁）。この所見を認めた場合は，II度の脳症ありと判断します。

　次に，この患者さんの身体所見を示します。まず，腹部所見では明らかな腹部膨満があり，臍の位置が足側に移動し（Tanyol sign），両側腹部の膨隆も認める（bulging flanks）ことから，腹水の貯留は明白です（図11）。さらに両下肢には圧痕性の浮腫があり，slow pitting edema でした（図12）。肝性腹水，低アルブミン血症でみられる浮腫は fast pitting edema であることが多いですが，本症例は slow pitting edema であり，心不全・腎不全を背景とした静脈圧の上昇が機序として想定されます。

　そこで，頸部を見てみます（図13）。これはベッドを45°に上げて観察した外頸静脈です。通常は見えないはずの外頸静脈が怒張しているのがはっきりと視認できます。これは明らかに異常所見で，右心不全による静脈圧上昇が想像できます。

## 検査所見

　血液検査では，腎機能障害に加え，3系統の血球減少，低アルブミン血症，AST優位の肝酵素上昇，血清アンモニア高値を認めており，肝線維化マーカーの高値も認めます（表2）。これらは肝硬変を示唆する所見です。

　さらに腹部超音波検査では，下大静脈・肝静脈の著明な拡張を認め，肝辺縁は dull で，著明なうっ血を伴う肝硬変の状況がうかがわれます（図14）。

108　第1章　西洋フィジカル

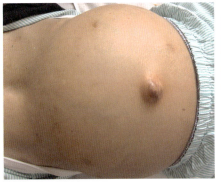

図11 腹部所見
Tanyol sign, bulging flanks を認める。

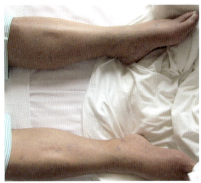

図12 下肢所見
圧痕性の浮腫（slow pitting edema）がみられる。

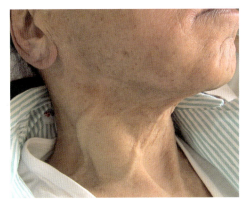

図13 頸部所見
外頸静脈の怒張がみられる。

▶ 動画5　症例2の羽ばたき振戦

https://igsmov.igaku-shoin.co.jp/onakanophysical05786/23

肝硬変　109

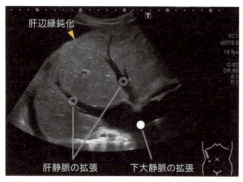

図14 腹部超音波検査

表2 症例1の血液・生化学所見

| 血算 | | LDH | 252 IU/L | アミノ酸・窒素化合物 | |
|---|---|---|---|---|---|
| WBC | 2,400/μL | ALP | 396 IU/L | BCAA | 207 μmol/L |
| Seg | 64.5% | γGTP | 62 IU/L | TYR | 111 μmol/L |
| Eosi | 3.5% | TP | 7.7 g/dL | BCAA/TYR | 1.86 |
| Baso | 3.5% | ALB | 3.1 g/dL | ヒアルロン酸 | 958 ng/mL |
| Lymph | 12.0% | T-bil | 2.1 mg/dL | 4型コラーゲン | 428.0 |
| Mono | 13.5% | D-bil | 0.7 mg/dL | 凝固 | |
| RBC | 315万/μL | Ch-E | 104 IU/L | PT | 28% |
| Hb | 10.9 g/dL | T-Cho | 91 mg/dL | PT-INR | 2.42 |
| Plt | 8.6万/μL | BUN | 57.1 mg/dL | APTT | 51.6秒 |
| 生化学 | | Cre | 2.69 mg/dL | 肝炎ウイルス | |
| AST | 46 IU/L | FPG | 112 mg/dL | HCV | Ab(−) |
| ALT | 17 IU/L | NH3 | 176 μg/dL | HBs | Ag(−), Ab(+) |
| | | | | HBc | Ab(+) |
| | | | | 自己免疫 | 抗核抗体陰性<br>抗ミトコンドリアM2抗体陰性 |

## 次に見る身体所見は？

さあ，ここで追加したい身体所見は何でしょうか。動画6をご覧ください。この所見は何でしょうか。何を見ていると思いますか？

この患者さんはすでに10年以上前から循環器専門病院で慢性心不全，三尖弁閉鎖不全症(tricuspid regurgitation；TR)としてfollowされてきました。当院受診の1か月前から腹部膨満を自覚するようになり，前医の腹部超音波検査で肝硬変が疑われ紹介となりました。来院時，Ⅱ度の肝性脳症があり，腹部の身体所見では，腹水貯留を示唆する所見がすべてそろっています。傾眠，羽ばたき振戦，腹部の身体所見と併せ，すでに非代償期の肝硬変に至っていると判断できます。

実臨床で肝硬変の患者さんを診たら，背景肝の情報を患者さんから収集します。つまり，ウイルス性，脂肪肝(アルコール性，非アルコール性)，自己免疫性肝疾患などを念頭に置き，病歴や血清学的検査，腹部超音波検査で肝形態変化を確認します。

## 耳たぶゆらゆらサイン

症例2では，HBs抗原，HCV抗体ともに陰性で，過去にウイルス性肝炎の治療歴はなく，脂肪肝の所見はありません。また，この患者さんは肥満体型ではありませんでした。さらに，抗核抗体や抗ミトコンドリアM2抗体も陰性で，血清学的に自己免疫性肝疾患も否定的です。ここで，非B・非C型肝硬変として，原因不明の肝硬変(cryptogenic cirrhosis)とされてしまいがちです

▶ 動画6　　耳たぶゆらゆらサイン

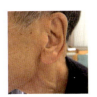

https://igsmov.igaku-shoin.co.jp/onakanophysical05786/24

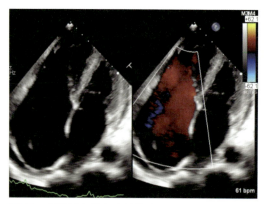

図 15　経胸壁心臓超音波検査

が，患者さんの基礎疾患に目を向けましょう。腹部超音波検査で著明な大静脈のうっ血を認めたことから，高度の TR を背景に慢性右心不全があり，結果として，うっ血性肝硬変(congestive liver cirrhosis)に至ったと推察しました[7]。

　TR の身体所見では頸静脈に注目します。動画 6 をよく見てください。耳たぶが心拍と同時に瞬きするように動いています。これは，収縮期に右室から右房へ血液が逆流することで，頸静脈圧が上昇するためです。収縮期陽性拍動と同期し耳たぶがゆらゆら動く所見を winking earlobe sign(または earlobe pulsation)と呼び，重度の TR の存在を疑います[8]。この所見を平島 修先生は理解しやすいように，"耳たぶゆらゆらサイン"と呼んでいます。ちなみに，平島先生の「フィジカルクラブちゃんねる」は豊富な動画でわかりやすく身体診察を教えてくれる秀逸な YouTube 番組です[10]。ぜひこちらもご参照ください。内頸静脈圧(jugular venous pressure；JVP)の診察に関しては，同番組をご覧ください。本症例の経胸壁心臓超音波検査所見を図 15 に示します。一見して，右心房・右心室の著明な拡張があり，三尖弁閉鎖不全症を背景に顕著な逆流があり，左室を圧排している像が見て取れます。

　肝硬変の原因には，ウイルス性，脂肪肝，自己免疫……など多くの背景疾患がありますが，うっ血性心不全でここまでの肝硬変に至ったケースをみたのは，この患者さんが初めてでした。お会いしたときに耳たぶがゆらゆらしていたのを今でも思い出します。この方はすでに鬼籍に入られましたが，本当に多

くのことを学ばせていただいた，私にとってとても思い出深い患者さんです。肝硬変の身体所見を学ぶなかで，肝臓ばかりに目を奪われるのではなく，肝臓外(耳)にも目を向ける重要性を私たちに教えてくれました。

　明らかな腹水や吐血の患者さんは消化器内科医の外来を受診しますが，実は内科外来に(未診断の)肝硬変患者さんが潜んでいることは多いです。

　以前，繰り返す転倒の精査で近医から紹介を受けた80代の女性をNASH (nonalcoholic steato-hepatitis)肝硬変と診断したことがあります。その患者さんは長年糖尿病で近医に通院していましたが，肝臓の異常を指摘されたことはありませんでした。前胸部・手の診察では手掌紅斑と毛細血管拡張がばっちり認められ，肝硬変の存在が示唆されました。繰り返す転倒は肝性脳症が原因でした。上部消化管内視鏡検査では食道静脈瘤が認められ，早い段階で診断・治療につなげられてよかったとホッと胸をなでおろしました。この患者さんとの出会いは，文献1に詳述していますのでよろしければお読みください。

　肝硬変は内科医の病気であると述べましたが，肝臓・腎臓・心臓は常に連関し，お互いをかばい合いながら機能を維持しています。読者のみなさんも，2つの症例を通してそれを実感いただけたのではないでしょうか。

#### 文献

1) 中野弘康：肝硬変．中野弘康(編)：消化器疾患のゲシュタルト．金芳堂，2022
2) 須藤　博，他(監訳)：サパイラ身体診察のアートとサイエンス　第2版．医学書院，2019
3) Hardison JE：Venous hum of the Cruveilhier-Baumgarten syndrome response to the Valsalva maneuver. Arch Intern Med 137：1623-1624, 1977
4) Terry R：White nails in hepatic cirrhosis. Lancet 263：757-759, 1954
5) Nia AM, et al：Terry's nails；A window to systemic diseases. Am J Med 124：602-604, 2011
6) Henry JA, et al：Assessment of hypoproteinaemic oedema；A simple physical sign. Br Med J 6117：890-891, 1978
7) 中野弘康：アスクレピオスの杖―想い出の診療録17 患者さんから学ぶ――期一会の日々の中で．総合診療 31：1166-1167, 2021
8) Cosmos CG, et al：The liver in heart failure. Clin Liver Dis 6：947-967, 2002
9) Byrd MD：Lateral systolic pulsation of the ear-lobe；A sign of tricuspid regurgitation. Am J Car-diol 54：244, 1984
10) 平島　修：フィジカルクラブちゃんねる　頸静脈の波形，知れば知るほど面白い！：頸静脈JVPの診察(Part. 10)．
　　 https://www.youtube.com/watch?v=E7lVaYN4-Ps(2025 年 1 月閲覧)

おなかが膨満している

# 腎動脈狭窄症

## 非消化器疾患でも常におなかの身体所見に
## こだわるべし

　本項では脳梗塞で入院した患者さんに（偶然）発見したおなかの身体所見をご紹介します。腹部症状がなくとも，患者さんの身体に聴診器を当てて，音を探ってみてください。

---

**症例** 50代男性

**主訴** 右上下肢の麻痺

**現病歴** 生来健康。ガス関係の営業職に従事しており，普段から車の運転が多い患者さんです。来院3日前，起床後から右上下肢の麻痺を自覚。近医を受診し，頭部MRIで左放線冠梗塞を認め，加療目的に当院脳神経外科を紹介受診しました。

**既往歴** なし

**常用薬** なし

**アレルギー** なし

**嗜好品** 喫煙20本/日を38年間，飲酒：ビール500 mLと焼酎水割り2杯

**入院時所見**（脳神経外科医カルテ転記） 右半身の不全麻痺，把握困難

**血液所見** BUN 14 mg/dL，Cre 0.95 mg/dL，eGFR 64 mL/分/1.73 m$^2$，LDL-C 153 mg/dL，HDL-C 50 mg/dL，TG 121 mg/dL，血糖 118 mg/dL，HbA1c 5.6%

**尿所見** 尿蛋白 陰性，尿糖 陰性，尿Alb 6.4 mg/g・Cre

---

　この患者さんは，脳梗塞・脂質異常症の診断で脳神経外科に入院となり，抗血小板薬が開始されました。

　入院時，私は患者さんと直接の接点はなかったのですが，入院翌日の夜，当直中に，くだんの病棟から"患者さんの血圧が高いので診てください"とコール

114　第1章　西洋フィジカル

がありました。通常は"脳梗塞の急性期なら血圧が高いのは問題ないよ，過剰降圧すると脳虚血巣が拡大するから，降圧は控えて……"というようなレスポンスで終わってしまうのではないかと思います。しかし，この患者さんのカルテをレビューする限り，これまで病院受診歴はなく，current smoker で営業職，車の運転が多い，脂質異常症があるなどの情報から，血管病のリスクファクターを多数有していることは容易に想像できます。もしかしたら，（今まで指摘されてこなかった）高血圧症の所見があるのではないかと身体所見を確認しに行きたくなりました。

---

**症例** つづき

バイタルサイン 血圧 195/120 mmHg，体温 36.8℃，脈拍 69 回/分，$SpO_2$ 99%（室内気）

身体所見 頸動脈に雑音なし，呼吸音：清，心音：純，心雑音なし，4 音なし

腹部 平坦かつ軟，圧痛なし，臍右側に高調性で持続が長い血管雑音を聴取，眼底評価は未実施

## 高血圧患者で確認すべき身体診察

高血圧患者さんを診たときに，ルーチンで評価する身体診察があります。まずベッドサイドで四肢の脈（橈骨動脈，上腕動脈，頸動脈，大腿動脈，膝窩動脈，足背動脈，後脛骨動脈）を触知し，触れ方や左右差に注意します。特に下肢動脈は慣れていないと評価が難しいため，日頃から触診する癖をつけていなければ，いざというときに評価できません。高齢者が入院したら，入院時の身体診察で必ず四肢末梢の脈を触知し，カルテに所見を記載するよう，研修医に口酸っぱく指導しています。

動脈を触診後は，眼底の診察，頸動脈の雑音を聴取したのち，心音を聴取し，最後に腹部血管雑音を聴取するように心がけています。心音では，1 音，2 音はもちろん，高血圧症の患者さんでは 4 音が聴取されないか，注意深く聴診します。基本的に 3 音も 4 音も低音でわかりにくいため，周囲がザワザワとしている救急室では，4 音を聴くのは至難の業だと思います。したがって，可能であれば周りに雑音のない静かな環境下で，患者さんを左側臥位にし，心

腎動脈狭窄症　115

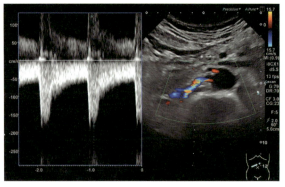

図1 腎動脈ドプラ超音波
右腎動脈の起始部：PSV 182 cm/秒と高速血流を認める。

尖部に聴診器を当てて，全神経を集中して聴取したいものです。

## 本症例で聴取されたのは？

4音が聴取された場合は，高血圧性心肥大を疑い，さらなる精査が必要ですが，本症例では聴取されませんでした。

しかし，本症例では，臍右側に高調性で持続が長い血管雑音を聴取しました。収縮期から拡張期まで及ぶ持続の長い高調性の血管雑音は，腎血管性高血圧に特徴的な身体診察です[1,2]。McGeeは，収縮期から拡張期まで及ぶ血管雑音を聴取したら，腎血管性高血圧の陽性尤度比が38.9と報告しています。これはおそるべき数値です。

本症例では，脳梗塞急性期のために血圧高値を呈している可能性は考えられますが，一方で，未指摘・未治療の高血圧があることは容易に想像できます。喫煙，脂質異常症の併存があることからも，動脈硬化性変化を背景とした腎動脈狭窄の存在を強く疑いました。

さて，次のステップとして，非侵襲的に血流評価が可能な，腎動脈ドプラ超音波を施行しました。その結果，図1に示す通り，右腎動脈起始部の収縮期最大血流速度(PSV)182 cm/秒と，高速血流が認められ，右腎動脈起始部狭窄が疑われました。続いて，形態検査としてMRアンギオグラフィーを施行し，

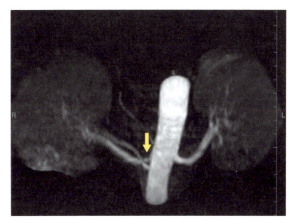

図2 腹部MRアンギオグラフィー
右腎動脈起始部に狭窄を認める（矢印）。

右腎動脈起始部に狭窄を認めました（図2）。

## その後の経過

　脳梗塞急性期のためカルシウム拮抗薬を主体とした降圧を開始したところ，血圧は緩徐に低下しました。腎動脈狭窄・腎血管性高血圧に関して，本邦の『高血圧治療ガイドライン2019』を参照すると，降圧薬3剤投与下でもコントロール不良な高血圧や，腎機能低下の急速進行例，レニン-アンジオテンシン系（RAS）活性に伴う心不全の増悪を認める場合は，カテーテル検査・治療の適応を考慮します[3]。本症例では，内服はカルシウム拮抗薬で良好に管理され，腎機能障害もなく，心不全の所見もないことから，現時点で積極的なカテーテル検査・治療の適応にはなりませんでした。循環器内科医と相談のうえ，外来で慎重に経過観察する方針としました。

　本症例を通じてお伝えしたいメッセージは，たとえ非消化器疾患で入院しても，常におなかの身体所見にこだわるということです。全身を俯瞰する内科医にとって，1つのプロブレムのみに目を奪われるのではなく常に全体を見渡して，患者さんの身体に潜むフィジカルサインを発見できるよう，日頃から研鑽

していきたいものです。

文献 ―――――――――――――――――――――――――――――――

1) Turnbull JM：Is listening for abdominal bruits useful in the evaluation of hypertension? JAMA 274：1299-1301, 1995
2) McGee S：Evidence-based Physical Diagnosis. 3rd ed, p453, Elsevier, Amsterdam, 2018
3) 日本高血圧学会高血圧治療ガイドライン作成委員会(編)：高血圧治療ガイドライン 2019. ライフサイエンス出版, 2019

舌を見よう

# 巨舌

## 巨大な舌の背後に隠れた疾患は？

**症例** 50代男性

主訴 食欲不振

現病歴 来院3か月前から左腕のしびれと脱力感を自覚していたそうです。来院1か月前から食欲がなくなり、嚥下が困難となり、体重も減少してきました。前医で上部消化管内視鏡検査を施行し、幽門輪近傍に粘膜下腫瘍様の隆起を認めました。また、生検で粘膜下層に無構造物質の沈着を認めています。前医は一般病院で、これ以上の精査が困難なため、精査加療目的に当院紹介となりました。

既往歴 なし

常用薬 なし

アレルギー なし

嗜好品 喫煙なし、飲酒なし

　この患者さんの診療を担当したのは、今からおよそ10年前のことです。当時は大学病院の消化器内科で専門研修を受けていました。内視鏡の手ほどきを受けた上級医から、"中野先生が好きそうな患者さんだと思うよ"と言われベッドサイドを訪れたことを今でも思い出します。

　本邦の消化器内科医はほとんどが内視鏡医だと思いますが（むしろ内視鏡診療に携わらない消化器内科医のほうがマイナーかもしれません）、私は昔から内視鏡手技よりも、内視鏡を通じて広がる世界から患者さんの背景にある病態などを類推することが好きでした（だからこそ指導医は私が好きそうな患者さんだと思ったのでしょう）。

　今回、紹介する患者さんからは、病歴と身体所見を通して病態を想像するこ

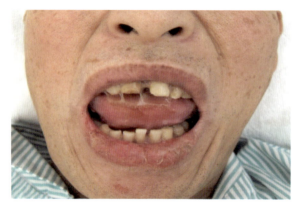

図 1　患者さんの外観

との大切さを教えられました。

## 外観の評価

　まずこの患者さんに出会ったときの印象が鮮明に残っています。
　われわれ臨床医は，患者さんの診察を始めるときに何を重視するでしょうか。患者さんの病歴？　身体所見？　いろいろな意見があると思いますが，私は，セッティングを問わず，患者さんの外観（general appearance）とバイタルサインを必ず評価するようにしています。
　この患者さんの顔写真をまず供覧しましょう（図 1）。
　どこが最も気になりますか。舌が大きくないですか？　よく見ると，舌の肥大と舌圧痕が確認できます。診断を行ううえではキーになる所見で，医学用語では巨舌症（macroglossia）と解釈します。巨舌の診断はかなり観察者の主観が入りますが，舌の表面に歯の痕がついていると客観的にも巨舌と判断できるでしょう。長野広之先生が執筆した『ジェネラリストのための内科診断キーフレーズ』（医学書院）に，巨舌の鑑別疾患として以下の 5 つが挙げられています[1]。
① AL アミロイドーシス
② 甲状腺機能低下症

③先端巨大症

④血管性浮腫

⑤その他

　この患者さんは上記5つの鑑別疾患のうちのどれに該当すると思いますか。

# 病歴・身体所見の評価

　さて，通常は病歴を紐解く作業に移行しますが，今回は顔写真もすでに提示していることから，ここで合わせて身体診察も提示します。

---

**症例** つづき

バイタルサイン 血圧 144/82 mmHg，脈拍 100 回/分，体温 37.9℃，呼吸数 18 回/分，SpO_2 95%（室内気）

身体所見 眼瞼結膜貧血あり，巨舌あり，胸腹部に特記すべき異常なし，左第1〜3指に痺れと知覚鈍麻あり，Phalen sign 陽性

---

　病歴と身体所見から病態を想像します。3か月前から出現した左腕のしびれと脱力感は，身体所見としては，左第1〜3指の痺れと知覚鈍麻，Phalen sign 陽性と関連していそうです。慢性経過で体重減少や食欲不振を伴っている点からは，代謝性，炎症性，腫瘍性の病態などが考えられますが，どの病態生理が最もフィットするでしょうか。

　Phalen sign は，1分程度両手首を過度に屈曲することで，正中神経が圧迫刺激されるため，この状況でしびれが増強すれば手根管症候群の可能性が高いと判断する材料となります。手根管症候群の身体所見には今回紹介した Phalen sign 以外に，Tinel sign や hand elevation test, hand diagram などがありますが，どの手技も感度，特異度ともに優れたものはなく，総合的に判断したいものです[2]。

　左手首のしびれと脱力感，それに巨舌。高齢ではない患者さんですので，ここは"オッカムのカミソリ"に則り，病歴や身体所見を一元的に説明可能な病態を考慮するのが賢明といえましょう。そうすると，甲状腺疾患やアミロイドーシスなどの沈着性疾患（deposit disease）を連想したくなります。

巨舌　121

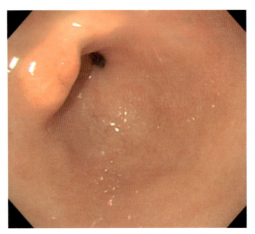

図2 前医で行われた上部消化管内視鏡所見

## 内視鏡所見・病理組織学的所見

　この患者さんは前医で上部消化管内視鏡検査が行われています。ここで，内視鏡所見を供覧します(図2)。幽門輪の近傍に粘膜下腫瘍様隆起があり，生検で粘膜下層に好酸性無構造物質の沈着が認められました。

　病理組織学的所見を供覧します(図3)。左側はHE染色で，粘膜下層に好酸性無構造物質の沈着を認めます。右側はDFS(direct fast scarlet)染色といって，アミロイドを検出する染色法です。したがって，病理組織学的にはアミロイドーシスの診断となりました。巨舌や手根管症候群を認めており，線維構造をもつ蛋白質であるアミロイドが全身臓器に付着することによって機能障害が惹起されていることから，全身性アミロイドーシスを疑います[3]。

## 血液検査所見

　血液検査では，貧血に加えて，腎機能低下，高カルシウム血症を認めました(表1)。さらに24時間蓄尿を施行すると，8,340 mg/日と著明な蛋白尿を認め，Bence-Jones(BJ)蛋白が陽性でした。また，血液検査にて遊離L鎖κ/λ比(free light chain；FLC)を測定すると，λ鎖の著増が認められました(表2，図

## 表 1 入院時血液検査所見

| 血算 | | 血液生化学 | | | | 凝固系 | |
|---|---|---|---|---|---|---|---|
| WBC | 11,300/μL | T-bil | 0.8 mg/dL | Alb | 3.2 g/dL | Pt | 71% |
| Stab | 82.0% | AST | 44 IU/L | UA | 10.0 mg/dL | Pt-INR | 1.19 |
| Eosi | 0.0% | ALT | 45 IU/L | BUN | 30.7 mg/dL | APTT | 28.9 秒 |
| Baso | 0.0% | ALP | 285 IU/L | Cre | 3.18 mg/dL | フィブリノゲン | 197 mg/dL |
| Lymph | 12.0% | γGTP | 11 IU/L | Na | 141 mEq/L | D-dimer | 3.5 μg/mL |
| Mono | 3.0% | LDH | 251 IU/L | K | 4.7 mEq/L | 尿沈渣 | |
| A-lymph | 2.0% | CK | 799 IU/L | Cl | 105 mEq/L | 比重 | 1.013 |
| RBC | 382 万/μL | T-Cho | 80 mg/dL | Ca | 13.1 mg/dL | pH | 6.5 |
| Hb | 8.9 g/dL | FBS | 114 mg/dL | P | 5.2 mg/dL | 潜血 | (3+) |
| Hct | 27.4% | CRP | 1.61 mg/dL | HbA1c | 5.5% | 蛋白 | (+) |
| Plt | 25.6 万/μL | TP | 5.2 g/dL | | | 桿状核球 | (+) |
| | | | | | | 顆粒円柱 | (+) |

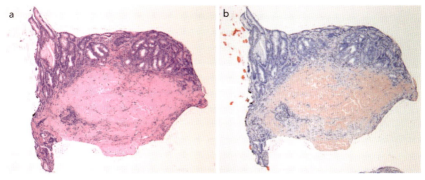

図 3 胃粘膜の病理組織学的所見
a：HE 染色(対物 10 倍), b：DFS 染色(対物 10 倍)

4)。この所見をどう解釈しますか。

　ここで免疫学のおさらいをしておきます。FLC は免疫グロブリンの構成成分軽鎖のうち血中に遊離したκ鎖，λ鎖を定量する検査です。免疫グロブリンは，液性免疫の主体を成す蛋白質で，B リンパ球から分化した形質細胞によって骨髄で産生されます。免疫グロブリンには，IgG，A，M，D，E のクラスが存在しますが，基本形として，2 本一組の heave chain(H 鎖)と，light chain

表2 追加検査所見

| 血液免疫学的検査 | | | | | |
|---|---|---|---|---|---|
| IgA | 50 mg/dL | C4 | 55 mg/dL | β2-MG | 15.2 mg/L |
| IgG | 373 mg/dL | 血清補体価 | 46.4 U/mL | 血清アミロイド | 40.7 μg/mL |
| IgM | 14 mg/dL | ANA | (−)＜40倍 | FLC(κ/λ比) | κ鎖 12.00 mg/dL |
| C3 | 65 mg/dL | IL-2R | 1,950 U/mL | | λ鎖 演算不能(著増) |
| 24時間蓄尿検査 | | | | | |
| 尿蛋白 | 8.340 mg/日 | Bence-Jones蛋白 | (+) | β2-MG | 71.635 μg/L |
| 尿中蛋白分画 | | | | | |
| Alb | 1.5% | α2-G | 2.1% | γ-G | 93.1% |
| α1-G | 0.8% | β-G | 2.5% | | |

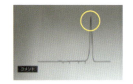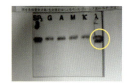

図4 尿中免疫電気泳動

(L鎖)で構成されています。L鎖は各免疫グロブリンに共通で，2本一組のκ鎖またはλ鎖によって構成されます。血液系の悪性腫瘍である多発性骨髄腫(multiple myeloma；MM)は，形質細胞が腫瘍性に増殖し，単クローン性(monoclonal)の免疫グロブリン(M蛋白)を血中に多量に分泌する疾患です。前述のL鎖は，H鎖より40%ほど多く分泌され，遊離L鎖(FLC)として血中や尿中に検出されます。遊離L鎖は通常多クローン性ですが，MMでは単クローン性に遊離L鎖が増加し，これがBence-Jones蛋白と呼ばれます。

## 骨髄検査所見

以上の所見から，MMに合併したALアミロイドーシスが疑われたため，骨髄検査を行いました(図5)。骨髄生検で骨髄腫細胞が50%と著明高値を示し，

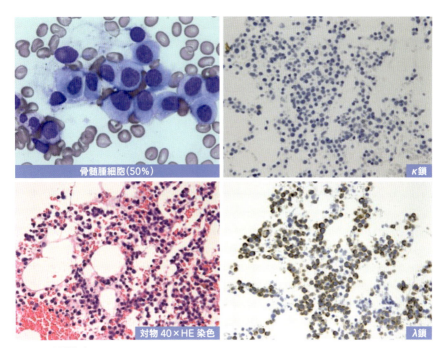

図5　骨髄検査

多発性骨髄腫合併ALアミロイドーシスと診断しました。患者さんは化学療法を受けるために血液内科に転科しました。転科して数か月後に病棟で患者さんが急変したことを知りました。突然，心室性不整脈が出現し，病理解剖の結果，心アミロイドーシスと診断されたそうです。

## 症例を振り返って

　初期症状は左腕の痺れと脱力だけでした。アミロイド蛋白の沈着臓器は，神経や消化管，腎臓，心臓など多岐にわたるため，多彩な臨床症状が出現します。初期症状のみで診断に至るのは至難の業ですが，巨舌の存在は，診断においてかなり有用な所見でしょう。ALアミロイドーシスの診断において巨舌は特徴的であり，約20％に認められるとされ，消化管アミロイドーシスの診断に重要です。アミロイドの沈着により舌はびまん性腫脹を呈して，板状に硬く

なり，舌の運動は制限され，進行すると会話や食事も困難となります。

　入院後精査の過程で，この患者さんは，次第に両眼窩周囲に紫斑が出現してきました。アミロイド沈着による血管壁脆弱性や沈着臓器への凝固因子吸着，フィブリン形成阻害のため，軽微な刺激で起こる出血とされ，アライグマの眼サインと呼ばれます[1]。

　とにかく多臓器にわたる所見を認めた場合は，初動の段階からアミロイドーシスを疑うことが重要です。消化管の入口として"口を診る＝舌を診る"重要性が少しは伝わったでしょうか。

　ローテクな診察法でも"ここまでできる"ことをご理解いただき，日常診療に役立てていただければ幸いです。

文献

1) 長野広之：ジェネラリストのための内科診断キーフレーズ．p 157，医学書院，2022
2) LeBlanc KE, et al：Carpal tunnel Syndrome. Am Fam Physician 83：952-958, 2011
3) 鈴木憲史：多発性骨髄腫の関連疾患．日内会誌 105：1231-1237, 2016
4) Wechalekar AD, et al：Systemic amyloidosis. Lancet 387：261-2654, 2016

舌を見よう

# ピリピリする舌

## 病歴聴取＋舌の診察で鑑別疾患の幅が広がる！

　病歴聴取に舌の診察を加えることで鑑別疾患の幅が広がることをよく経験します。舌診は，漢方では重要な診察と位置付けられています。舌を見ることをルーティンとすることで，患者さんの全身状態を把握する一助としてください。

症例 70代男性

主訴 体重減少

現病歴 認知症で施設入所中です。来院前年の夏，調子を崩し施設で採血を行い，貧血を指摘されましたが放置していました。来院1か月前の健診で貧血を指摘され，嘱託医から"癌の可能性が高い"と言われました。施設職員によると，かなりやせたとのこと。6年前に大腸内視鏡を施行し大腸ポリープを摘除し，その後は毎年便潜血を施行し，陰性を維持しています。排便は毎日あり，食欲もある（偏食なし）のですが，味覚が乏しく，半年で7kgの体重減少があり，内科外来を受診しました。倦怠感やふらつきはありません。

既往歴 認知症，大腸腺腫，腹部手術歴なし

常用薬 メマンチン塩酸塩5mg　1回1錠　1日1回　朝食後

## 体重減少を診察するときのポイント

　"体重減少"という主訴のみから鑑別疾患を導き出すのはかなり大変です。体重減少に付随した＋αの症状をうまく聞き出すことが大切です。

　体重減少の患者さんを診たときに心がけるとよいポイントをお話ししましょ

表1　実臨床で重要となる体重減少の病態

| ①内分泌疾患 | 副腎不全，甲状腺機能異常，高カルシウム血症 |
| ②心・肺疾患 | うっ血性心不全，慢性閉塞性肺疾患(COPD) |
| ③感染症 | 感染性心内膜炎，結核，HIV |
| ④膠原病 | 関節リウマチ，血管炎，リウマチ性多発筋痛症 |

う。まず，過去の体重からの変化を確認します。6〜12か月間で5％以上の体重減少が認められる場合は精査を勧めてください。

次に，食事摂取量を確認します。食欲があり，食事をしているにもかかわらず体重が病的に減る場合は，甲状腺機能亢進症や糖尿病を考えましょう。

そして，消化器症状の有無を確認します。体重減少をきたす消化器疾患は多いので，嚥下困難，嘔気・嘔吐，腹痛，背部痛，下痢，便秘の症状を確認します。患者さんのADLや全身状態を勘案したうえで，腹部超音波検査，造影CT，上・下部消化管内視鏡検査を検討します。

どうしても体重減少というキーワードを聞くと，消化器疾患を連想してしまいがちですが，必ず非消化器疾患も検討してください。実臨床で重要な病態を表1に示します。

最後に，薬歴を確認します。必ず「お薬手帳」で内服薬を確認してください。薬剤による高カルシウム血症や低ナトリウム血症で嘔気や食欲低下が惹起され，体重減少を呈することもよく経験します。

## 症例へのアプローチ

では，症例に戻りましょう。患者さんは，体重減少で受診していますが，付随する情報として慢性貧血が認められていることから，悪性腫瘍の検索が真っ先に思い浮かびます。しかし，大腸ポリープは摘除後で，定期的な便潜血は陰性とのことです。これまで胃癌の手術歴はなく，胃全摘術の既往もありません。体重減少と貧血からは，消化管の検索を必要としますが，どんな病態を考えて診察や検査を組み立てましょうか。

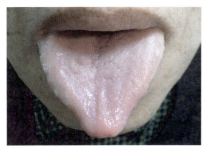

図1　患者の舌

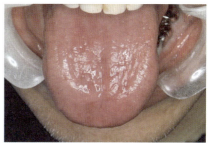

図2　Hunter舌炎
〔小川隆：血液疾患，その他の全身疾患と関連する粘膜異常．内山健志，他（監）：標準口腔外科学 第5版．医学書院, p402, 2024 より〕

> **症例** つづき
>
> **バイタルサイン** 血圧 123/62，脈拍 72 回/分，体温 36.4℃，呼吸数 16 回/分，SpO$_2$ 95%（室内気）
> **身体所見** 全身状態は良好，病的ではない，見当識障害あり（Japan coma scale：1-2）。
> 眼瞼結膜貧血あり，黄疸なし，甲状腺腫大なし，呼吸音良好，心音：純，心雑音なし
> **腹部** 平坦かつ軟，腫瘤触知せず，両下腿に軽度の圧痕性浮腫あり

　ここで，舌の写真を示します（図1）。

　患者さんは，"舌が痛い，舌のピリピリ感"を訴えていました。写真からは，舌表面の光沢があり，舌乳頭の萎縮がうかがわれます。これはHunter舌炎を示唆する症状・所見ですね。典型的なHunter舌炎の舌写真を紹介しましょう（図2）。

　ここまでの情報をまとめると，食欲低下に舌の違和感，慢性貧血を随伴しています。

　それでは血液検査を見てみましょう（表2）。

　血液検査所見では，Hb8.7 g/dL と低下していますが，MCV が 118.0 fl と大球性パターンを呈しています。消化管の悪性腫瘍では，典型的には慢性失血を反映して小球性貧血のパターンをとることが多く，悪性腫瘍の典型的な貧血パターンではありません。

表2 血液・生化学所見

| 血算 | | | 生化学 | | | | |
|---|---|---|---|---|---|---|---|
| | | | | | | TP | 6.5 g/dL |
| WBC | 4780/μL | | Na | 143 mEq/L | | Alb | 4.4 g/dL |
| RBC | 201万/μL | | K | 4.1 mEq/L | | LDH | 420 IU/L |
| Hb | 8.7 g/dL | | Cl | 107 mEq/L | | CK | 70 IU/L |
| Hct | 23.7% | | UA | 3.0 mg/dL | | AST | 20 IU/L |
| MCV | 118.0 fL | | BUN | 15 mg/dL | | ALT | 15 IU/L |
| Plt | 23.5万/μL | | Cre | 0.71 mg/dL | | ALP | 204 IU/L |
| 網赤血球 | 10% | | eGFR | 81 mL/分 | | γGTP | 18 IU/L |
| | | | FPG | 100 mg/dL | | T-bil | 2.1 mg/dL |
| | | | HbA1c | 4.9% | | CRP | 0.02 mg/dL |

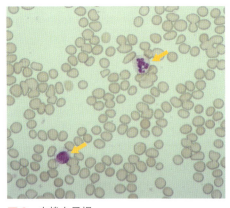

図3 末梢血目視
過分葉好中球（矢印）が認められた。
〔中野弘康：消化器症状から推察する上部消化管疾患の鑑別診断．消化器内視鏡 36：166, 2024 より〕

表3 血液検査結果

| HbA1c | | 4.9 |
|---|---|---|
| フェリチン | | 92 |
| HCO3 | | 24.7 |
| ビタミン $B_1$ | | 26 |
| ビタミン $B_{12}$ | L | ≦50 |
| Zn（亜鉛） | L | 61 |
| 葉酸 | | 5.8 |
| TSH | | 1.419 |
| F-T3 | | 2.24 |
| F-T4 | | 0.88 |

　通常，大球性貧血を確認したとき，私は末梢血目視をルーティンとしています．大球性を呈する貧血としてビタミン $B_{12}$ 欠乏はよく知られていますが，多くの場合，ビタミン $B_{12}$ を測定して，結果が判明するまで待機していることがほとんどでしょう．末梢血目視で好中球の過分葉（hypersegmented neutrophil）が認められた場合，ビタミン $B_{12}$ 欠乏性貧血にかなり診断特異的です．

表 4　ビタミン B$_{12}$ 欠乏の原因

| 摂取低下 | 偏食 |
| --- | --- |
| 吸収障害 | 胃切後，萎縮性胃炎（悪性貧血，*Helicobacter pylori* 感染），腸内細菌増殖症，寄生虫（広節裂頭条虫） |
| 薬剤 | PPI/H2RA，メトホルミン塩酸塩 |

　私は，ビタミン B$_{12}$ 欠乏を疑ったら，血液検査室に電話し，臨床検査技師に末梢血目視を口頭で依頼し，一緒に顕鏡するようにしています。臨床検査技師も，臨床情報が加わることで，がぜんやる気が出るようです。

　実際，末梢血目視を行ってみると，図 3 のごとく，過分葉好中球が認められました。

　舌の所見は，典型的な Hunter 舌炎のような発赤は認められませんでしたが，末梢血目視で過分葉好中球が認められた点からは，ビタミン B$_{12}$ 欠乏の可能性は濃厚と考えられます。実際に追加した検体では，表 3 のごとくビタミン B$_{12}$ の著明低値が認められました。

　ビタミン B$_{12}$ 欠乏を見たときには，表 4 に挙げる原因を検討します。

　この患者さんにおいては，偏食はなく，胃切除の既往もありません。萎縮性胃炎を背景に，ビタミン B$_{12}$ の吸収障害があるのではないかと考え，原因精査のため上部消化管内視鏡検査を施行しました（図 4）。

　胃底部，胃体部を中心に萎縮が強く，自己免疫性萎縮性胃炎（A 型胃炎）を示唆する内視鏡所見でした。当時，保険適用ではありませんでしたが，外注で抗胃壁細胞抗体と抗内因子抗体を提出したところ，陽性の結果でした。A 型胃炎を背景とした悪性貧血と診断しました。

　A 型胃炎は，胃体部を中心とした萎縮性胃炎で，自己免疫的な機序で胃底腺領域の壁細胞が破壊され，胃酸および内因子の分泌が低下する疾患です。ビタミン B$_{12}$ の吸収が阻害されると同時に，胃酸分泌が低下することで，幽門前庭部の G 細胞からガストリン分泌が促され，高ガストリン血症を背景に神経内分泌腫瘍（neuroendocrine tumor；NET）を発症することもあります[1]。また，胃粘膜の高度萎縮から胃癌発生の相対リスクが 7 倍に跳ね上がるとする報告もあるため[2]，診断後は定期的な上部消化管内視鏡検査が必須とされています。

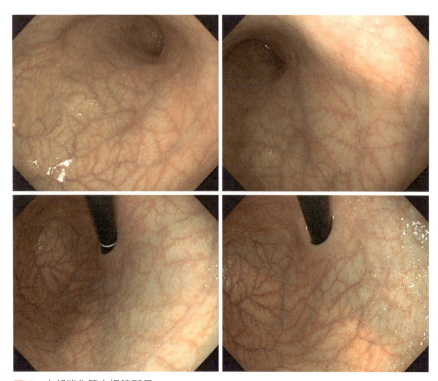

図4 上部消化管内視鏡所見
〔中野弘康：消化器症状から推察する上部消化管疾患の鑑別診断．消化器内視鏡 36：167, 2024 より〕

　さらに，この患者さんでは，認知症の診断で，施設医からメマンチンが処方されていましたが，ビタミン $B_{12}$ 欠乏が認知機能低下の一因になっていた可能性がうかがえました．ビタミン $B_{12}$ を外来で補充した結果，認知機能の改善が確認されました．

## 症例のふりかえり

　体重減少の主訴で受診した患者さんでは，体重減少＋αの症状を聞き出します．貧血を伴っている場合は，特に注意して舌を見ることで，栄養素（鉄やビタミン $B_{12}$）の欠乏がないかどうか疑います．
　さらにルーティンの血液検査で大球性貧血を認めたら，末梢血目視を行って

過分葉好中球を探しましょう。ビタミン $B_{12}$ 欠乏は意外に common です。病歴と身体所見から想定した病態を検査(内視鏡)で確定させるプロセスはやりがいがあります。

文献

1）Coati I, et al：Autoimmune gastritis：Pathologist's viewpoint. World J Gastroenterol 21：12179-12189, 2015
2） Vannella L, et al：Systematic review：gastric cancer incidence in pernicious anaemia. Aliment Pharmacol Ther 37：375-382, 2013

尿の色を見よう

# 黄疸

## 尿の色から病態を予想しよう！

　今回は，"尿の色を見る"ことが診断に役立った症例を呈示したいと思います。尿を見ることも，立派なローテク身体診察の1つと私は考えています。

---

**症例** 50代男性

**主訴** 食事が摂れない，気持ちが悪い。

**現病歴** 来院1か月前に会社で同僚と口論したのを機に，飲酒量が増えて，ウィスキーのボトルが2日で1本なくなるほど飲酒するようになったそうです。来院1週間前まで飲酒を継続していました。そのころからだるくなり，食欲がなくなってきて，気持ちが悪くなりずっと嘔吐していました。同時期より尿の色が褐色調になり，お酒も飲めなくなってしまいました。頻回の嘔吐で食事が摂れず，倦怠感も顕著のため休日の救急室を walk in で受診しました。

**既往歴** なし

**常用薬** なし

**アレルギー** なし

**嗜好品** 喫煙なし，飲酒：焼酎4合を毎日欠かさず30年間

---

　アルコール多飲患者が食欲不振，倦怠感で救急受診したケースです。経験を積んだ臨床医はこの病歴だけで，診断がわかってしまうくらい，典型的なケースを用意しました（診断のポイントについては後述します）。

　さて，実臨床で飲酒量の正確な聴取は極めて大切です。症例検討会などでは"飲酒はビールを2本/日です"と簡潔にプレゼンする研修医が多いですが，私は，"もう少し根掘り葉掘り聞いて……"と思ってしまいます。

134　第1章　西洋フィジカル

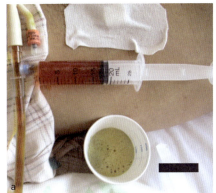
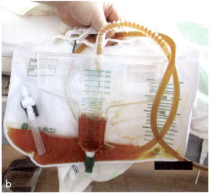

図1 患者の尿検体

　ここで参考になるのが，酒の種類，飲酒量と飲酒期間です．大まかに酒飲みを分類してみましょう．"大酒家"は，ほぼ毎日，日本酒5合相当のアルコールを10年以上飲み続ける人を指し，"常習飲酒家"は，ほぼ毎日，日本酒およそ3合相当のアルコールを5年以上飲み続ける人を指します．この患者さんは，焼酎4合/日を30年間欠かさず飲んでおり，"大酒家"に該当するのは自明でしょう．

　お酒の適量，飲酒量の尋ねかたはコラム「飲酒量の尋ねかた」(→ 36 頁)を参照してください．

## 尿と顔の色調は？

　さて，この患者さんの尿検体と顔写真を供覧します（図1, 2）．どんな病態が身体のなかで起こっているか，想像できるでしょうか．

　図1は患者さんの導尿で得られた尿検体の写真です．尿が紅茶のような色をしているのがわかると思います（tea-like urine）．さらに，この患者さんの顔写真も提示します（図2）．一見して，顔面や体幹部の皮膚の黄疸に気が付くでしょう．一般に，日本人は黄色人種なので皮膚の黄疸に気付きにくいといわれており，通常まず眼球結膜の黄染により気付くことが多いでしょう．結膜は弾性線維（エラスチン）が主成分で，ビリルビンはエラスチンに対して親和性が

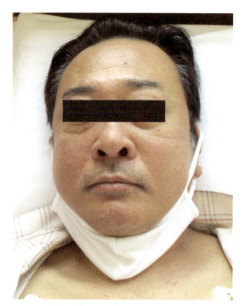

図2　患者の顔面・体幹部の色調

高いので，結膜の黄染として認識されることが多いといわれています．この症例では，プライバシー保護の観点から目を隠していますが，すでに顔面と体幹部の皮膚黄染が強く，少なくとも血中ビリルビン濃度は 3.0 mg/dL 以上と予想できます．

　また，尿は腎・尿路系のみならず全身状態を映し出す鏡でもあります．尿から得られる情報はとても多いです．須藤 博先生は，常々，"If you don't know what's going on, always save the urine(病態がわからないときほど，初尿を採っておけ)"とおっしゃいます．これは彼が米国に留学していたときに指導医から教わった格言とのことですが，これまで私もこの言葉には何度か助けられました(特に原因不明の腎障害などは治療介入前の尿がとても重要です)．須藤先生の著書『Dr 須藤の酸塩基平衡と水・電解質―ベッドサイドで活かす病態生理のメカニズム』(中山書店)[1]には，「尿いろいろ」(color chart of PP)として，尿の色を見るだけで病態が想像できるスライドがカラーチャートで紹介されていますので，よろしければご参照ください．

表1　黄疸の鑑別

| 黄疸 | 血中 | | 尿中 | |
|---|---|---|---|---|
| | 間接ビリルビン | 直接ビリルビン | ビリルビン | ウロビリノーゲン |
| 溶血性 | ↑ | | | ＋＋＋ |
| 肝細胞性 | ↑ | ↑ | ＋ | ＋＋＋ |
| 閉塞性 | | ↑ | ＋ | － |

# 尿所見から考えられること

本症例の尿所見をお示ししましょう。

**症例** つづき

尿所見　比重 1.022，pH 8.5，ウロビリノーゲン（＋＋＋），蛋白（＋－），糖（－），ビリルビン（＋＋），ケトン（＋），潜血（－），白血球（＋），亜硝酸塩（－）

ここで，ウロビリノーゲン（＋＋＋），ビリルビン（＋＋）に注目してください。一般に，ビリルビンおよびウロビリノーゲンは肝・胆道・溶血性疾患のスクリーニングに用いられます。通常ビリルビンは尿中には検出されません。尿中ビリルビンの検出は，アルブミンと結合せずに糸球体でろ過される直接ビリルビンが増えていることを示唆します。一方，ウロビリノーゲンは直接ビリルビンの最終産物であり，腸肝循環から一部が大循環に入り，正常でも尿には軽度検出されます。ウロビリノーゲンは尿への排泄が亢進した場合と欠如した場合に臨床的に意義があるとされており，表1が参考になると思います。

表1と，本症例の尿所見を照らし合わせると，本症例の黄疸は，肝細胞性と認識できます。黄疸の尿は外観上，褐色尿で tea-like urine と表現されることが多いです。さらに，尿カップに貯めた尿に注目すると，尿の泡立ちが顕著です（foam test）。この泡立ちの理由は，ウロビリノーゲンが界面活性作用を有しているため，石鹸と同じような作用を持ち合わせているからです。私たちも勢いよく排尿したときに，尿の泡立ちを経験しますが，これはウロビリノーゲンの界面活性作用によるもので，すぐに消えることがほとんどです。この場

合の泡立ちは病的ではありません。

このように，尿1つから，さまざまな病態を予想することができます。

さらに，本症例のバイタルサインと身体所見を提示します。

---

**症例** つづき

**バイタルサイン** Japan Coma Scale：1-1，血圧 130/81 mmHg，脈拍 72 回/分・整，体温 37.1℃，呼吸数 18 回/分，$SpO_2$ 98%（室内気）

**身体所見** 口腔内乾燥あり，外頸静脈は仰臥位で虚脱。胸部に皮下出血斑あり，腹部に圧痛なし，肝左葉の腫大あり。脾腫あり。クモ状血管腫あり。手掌紅斑あり。

**血液検査** WBC 5,710/$\mu$L・分画異常なし，Hb14.6 g/dL，Plt 3.5 万/$\mu$L，TP 6.7 g/dL，Alb 3.6 g/dL，AST 360 IU/L，ALT 136 IU/L，LDH 362 IU/L，ALP 224 IU/L，$\gamma$GTP 1,560 IU/L，CK 1,413 IU/L，尿酸 5.3 mg/dL，BUN 8 mg/dL，Cre 0.75 mg/dL，eGFR85 mL/min，Na 134 mEq/L，K 3.1 mEq/L，Cl 87 mEq/L，Mg 1.6 mg/dL，血糖 161 mg/dL，CRP 0.14 mg/dL，フェリチン 700 ng/mL

**血液ガス所見**（室内気，呼吸数 24 回/分）pH 7.56，$pCO_2$ 41.0 mmHg，$pO_2$ 79 mmHg，$HCO_3^-$ 31.8 mEq/L，Lactate1.2 mmol/L

**腹部超音波所見** 脂肪肝，肝辺縁鈍化，表面不整，右葉腫大，尾状葉腫大，肝動脈拡張(+)，高輝度肝(+)，肝腎コントラスト(+)，脾門部から左腎方向に拡張蛇行した側副血行路(+)

---

# pH 7.56 で，アシドーシス？

本症例の診断はアルコール性ケトアシドーシス(alcoholic ketoacidosis；AKA)です。血液ガス所見を検討すると，アニオン・ギャップ(AG)が 15.2 と軽度開大しており，$\Delta$AG が 3.2，補正 $HCO_3^-$ が 35.0 mEq/L でした。すなわち，AG 開大性代謝性アシドーシスと呼吸性アルカローシス，代謝性アルカローシスの triplet patten であり，のちに提出したケトン体分画でも，3-ヒドロキシ酪酸の上昇が認められ，病歴と併せて AKA と診断しました。"pH 7.56 なのに，なぜアシドーシス？"と思われるかもしれませんが，アルカレミアが前景に出ていたのは頻回の嘔吐による代謝性アルカローシスが著明だったからと考えています。

138　第1章　西洋フィジカル

AKA の診断には"病歴"が重要です。大酒家が，食欲不振のために飲酒もできなくなっているという経過そのものが AKA を示唆します[2]。"食事以上にアルコールを好むような人が，その酒を飲めなくなるというのはよほどのことが身体に起こっている"と考えるとよいでしょう。身体所見では，肝左葉腫大と脾腫，クモ状血管腫，手掌紅斑から，慢性肝障害の存在が窺われます。血液検査にて AST，LDH 主体の肝酵素上昇および GGTP の上昇が認められ，超音波所見と併せてアルコール性肝硬変に矛盾しません。

大酒家では Wernicke 脳症の存在を常に考慮すべきで，古典的 3 徴候（意識障害，眼球運動障害，小脳失調）は有名です。しかしこれらが 1 つも出現しない Wernicke 脳症も 2 割弱は存在する[3]ことが知られており，私は，大酒家にビタミン $B_1$ を点滴する閾値を低くするように心がけています。

また大酒家は，マグネシウム(Mg)が欠乏しやすく，低マグネシウム血症は Wernicke 脳症の発症・遷延と関連しています[4]。基本的にカリウム(K)と挙動を同じくすると考えてよく，夜間や休日で Mg 濃度がすぐに測定できない状況下では，病歴からアルコール多飲と認識し，かつ血液検査で低カリウム血症の存在を確認した時点で，初動から積極的に Mg を補正するとよいでしょう。

# その後の対応と経過

本例は繰り返す嘔吐を背景とした著明な血管内脱水を認めたため，酢酸リンゲルを大量輸液しつつ，ビタミン $B_1$ とブドウ糖補充・K/Mg 補正を行い，離脱予防のためにロラゼパム 0.5 mg 1 回 6 錠 1 日 3 回を導入し，入院加療としました。急性期治療が奏効，離脱せん妄を起こすことなく経過しました。急性期の病態が落ち着いた後で患者さんと個室でゆっくり面談し，"仕事や家庭環境がつらくて，イライラ感を紛らわそうとつい酒を飲んだ。今後はきちんと断酒に臨みたい"と語ってくれました。

AKA の背後にアルコール依存症を認識することは極めて重要です。私は，アルコール関連の病態(AKA や膵炎や肝硬変を背景とした食道静脈瘤破裂など)で患者さんが入院したときは，急性期の治療がひと段落つき，患者さんが自身の生活内容を語ってくれるまで待つこととしています。いきおい飲酒に関して攻めるような発言をすると，患者さんは心を閉ざし，私たちに病歴を語っ

てくれる機会を奪うことになってしまいます。患者さんとのラポール形成は，アルコール性肝疾患を有する患者対応において，極めて重要であるといつも感じています。

　今回のクリニカル・パールは，"大酒家が飲酒できなくなったときには，何かしらの悪いイベントが身体に生じていると認識を"です。尿や顔の色に注目して，黄疸の存在に思いを馳せましょう。そしてマネジメント面では，電解質と血液ガス所見を参考に，背景の病態生理をイメージしながら，足りない栄養素と電解質の補充・適切な輸液製剤を選択しましょう。急性期治療が落ち着いたら，アルコール依存のスクリーニング，精神科医への介入を忘れずに行いましょう。

文献
1）須藤博：Dr. 須藤の酸塩基平衡と水・電解質―ベッドサイドで活かす病態生理のメカニズム．中山書店，2015
2）McGuire LC：Alcoholic ketoacidosis. Emerg Med J 23：417-420, 2006
3）Harper CG, et al：Clinical signs in the Wernicke-Korsakoff complex；A retrospective analysis of 131 cases diagnosed at necropsy. J Neurol Neurosurg Psychiatry 49：341-345, 1986.
4）McLean J, et al：Wernicke's encephalopathy induced by magnesium depletion. Lancet 353：1768, 1999

便の色を見よう

# 消化管出血

## マグロにこだわりすぎた男性

**症例** 30代男性

主訴 変な色の便が出た

現病歴 生来健康。職業は医師。背景に著患を知らず，多忙な毎日を過ごしていました。来院2日前，学会発表後に同僚と串カツ，ビールを飲み，来院前日の夜，海鮮丼屋でマグロをたくさん食べました。来院当日の朝から頻回の便意を催し，それまで経験したことのない便(図1)を自覚しました。

既往歴 なし

常用薬 なし

アレルギー なし

嗜好品 喫煙：なし，飲酒：ビール 350 mL/日を週に3回

さっそくですが，ここで質問です。みなさんの外来に，患者さんが図1のような便の写真を持参したら，次の一手はどうしますか。以下のA～Dから選択してください。

A. バイタルサインを測定する

B. 非ステロイド性抗炎症薬(NSAIDs)の内服歴がないか問診する

C. 直腸診をする

D. 詳細な喫食歴を問診する

この患者さんは医師です。当然，医師であれば，この写真を見たら，"これはまずい"と思い，選択肢A～Cを連想します。しかし，この患者さんは違い

141

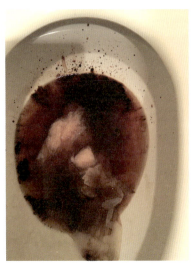

図1　患者が持参した便の写真

ました。前の日に海鮮丼屋でたくさん食べたマグロの血合いが原因ではないかと思ったそうです(それも，某 Ya ○○○知恵袋をサーチしたようで……)。この話には，さらに続きがあります。

## きっかけは"顔色"

　患者さんは，自宅から職場まで出勤。移動中は特に変わりなし。医局に入って着替えていたときに，同僚の医師から声をかけられました。
　"なんか顔色悪いね〜，疲れてるんじゃない？"，"まあ，とりあえず俺の持っているタケ○ロン®あげるよ〜"と，心優しい消化器内科医から薬をもらい内服して病棟へ。ナースステーションにいた主任看護師から"先生，顔色悪いよ，ちょっとバイタルみてあげる"と言われ，ここで初めてバイタルサインが測定されました。

**症例** つづき

バイタルサイン　血圧 102/45 mmHg，脈拍 105 回/分，体温 36.3℃，呼吸数 16 回/

分，SpO$_2$ 96%（室内気）

　言うまでもなく，バイタルの逆転が認められており，脈圧も開大しています。このバイタルを見て平気な顔ができる医療従事者はいないですよね。でも，当の本人は，まだ事の重大さを認識できていないようです。主任看護師は，"先生，採血したほうがいいですよ～"と言ってくれました。

> **症例** つづき
>
> 血液検査 WBC 8,600/μL，Hb 12.2 g/dL，Plt 27.3×10$^4$/μL，BUN 28.4 mg/dL，Cre 0.85 mg/dL，CRP 0.16 mg/DL

　BUN/Cre が上昇しており，軽度ながら貧血もみられます。ここで，初めて深刻な事態を認識したようです。"これはマグロの血合いではない，上部消化管出血ではないか"と。

## 便の色調

　ただ便の色を再度見てください。通常，上部消化管出血では，典型的にはタール便といわれるように真っ黒な便が見られることが多いですが，本症例では，黒色の便と血便が入り混じっているように見えます。果たして，この写真で，上部消化管出血と断定できるでしょうか。

　私は，消化管出血を疑ったら，常に4つの軸で病態を検討しています[1]。つまり，①出血源の部位，②血液のヘマチン化，③管腔内に滞在した時間，④それ以外の原因（例えば鼻血，口腔内出血，薬剤の関与）を検討します。

　患者さんの便を観察したときに，解剖学的にどの場所からの出血で，どのくらい時間をかけて口側から肛門側に排出されたのかを推理しながら所見を集めます。上部消化管出血の場合，腸管内に排出された血液は，口側から排泄されるか（＝吐血），管腔内にとどまると赤血球のヘモグロビンが胃酸により酸化されてヘマチンに変化します。下部消化管出血の場合は，ヘモグロビンのヘマチン化が起こりにくく，肛門側に近づけば近づくほど，結腸停滞時間が短いので，鮮血を呈すると考えると理解しやすいでしょう。

消化管出血　143

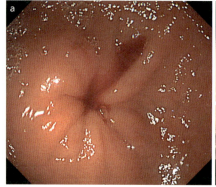 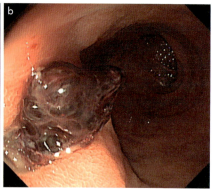

図2　本症例の緊急上部消化管内視鏡像
a：幽門輪から血液の逆流が認められる。
b：十二指腸球部前壁に潰瘍，血餅の付着あり。

　ピットフォールとして，上部消化管出血でも大量に，かつ，素早く排出されると鮮血を示すことがあること，そして，下部消化管出血でも，長時間結腸内に停滞すれば黒色化することがあります。過去に便の色に着目した消化管出血部位に関して，高度の血便患者のうち，11％に上部消化管出血が，9％は小腸出血が混じっていたとの報告があり，便の色調のみの判断では出血部位の特定が難しいことが窺えます[2]。

　本症例では，排出された便自体は黒いものの，鮮血も混じっているため，BUN/Creの上昇と併せて考慮すると，比較的出血量の多い上部消化管出血で，かつ，食道，胃よりも肛門側に近いところからの出血と考えるとよいでしょう。この時点で十二指腸や上部小腸からの出血が疑わしいということが予想できます。腸管内に多量の血液が入り込むと，その刺激で，腸蠕動が亢進するため，頻回の便意を催したのだろう……と類推できます。

## その後の経過

　緊急上部消化管内視鏡検査が施行されました。胃内には出血はありませんが，幽門輪から血液の逆流が認められます（図2a）。幽門輪を越えて十二指腸に入ると，球部前壁に潰瘍と血餅の付着を認めました（図2b）。この血餅を丁寧にはがすと，露出血管が認められました。十二指腸潰瘍のA1 stageで，露

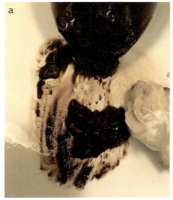
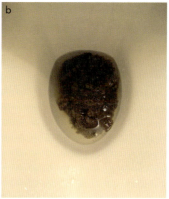

図3　便の色の変化
a：治療翌日，b：退院日

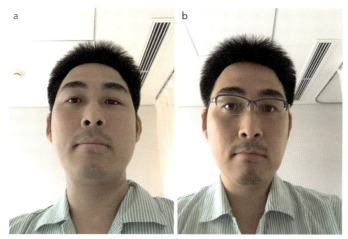

図4　顔色の変化
a：治療翌日(Hb10.8 g/dL)，b：退院日(Hb12.7 g/dL)

出血管に対して凝固止血術が施行され緊急入院となりました。
　また，この患者さんは，自分自身で治療前後の便色と顔色を観察し，写真に残していました。治療前後の便色，顔色の変化を確認してみてください(図3，4)。治療翌日の便は黒色ですが，1週間もすると普段の便に戻っていますね。顔色にも変化が訪れています。治療翌日は，なんとなく青白い(pale)ですが，

退院日にもなると，血色が戻ってきています。

　ここまでくると患者さんの正体がわかります。はい，この患者さんは，まぎれもない，ワタシでした。普段から研修医には患者さんのバイタルサインと顔色を必ず評価するように指導していますが，こうやって自分の顔色の変化を見るのは，恥ずかしいですね。

　入院当初は絶食，プロトンポンプ阻害薬(PPI)の点滴を受け，その後はP-CABの内服に移行し，後日 Helicobacter pylori 抗体を確認したところ，陽性であったため，めでたく除菌治療を受けることとなりました。幸い一次除菌が奏効し，現在に至ります。ただ，5年経った今，当時を振り返ると，潰瘍の原因は本当に H. pylori だけだったのかな，という疑問は残ります。その当時相当に多忙だったので，ストレスもあったのでは……おっと，それ以上言及するとボロが出そうですので，そろそろ筆を置こうと思います。


　本症例を通して伝えたいメッセージは，以下に集約されます。


①タール便≠マグロの食べ過ぎ
②自分の健康と某 Ya 〇〇〇知恵袋は過信しないこと
③便の色(＋バイタルサイン)から出血部位と出血量を類推する
④何事も治療前後の経過がわかるように記録を残す


①まさか，自分が……という思いがどこかにあったのでしょう。医者は自分の診断はできない，ということを体感しました。
②人は弱いもので，どこかで自分は病気ではない……という心理が働くように思います。常に自らを冷静に分析する視点をもち続けたいものです。言うは易く行うは難しなのですが。
③これは重要です。和足孝之先生が『身体診察免許皆伝』(医学書院)にまとめた「消化管出血のフィジカル」はとても読みやすいので，学生さんや研修医のみならず内科医にもお勧めです。
④これは須藤 博先生がいつも口を酸っぱくして私たちに言うことです。"そのときに見たフィジカルは常に眼の前にあるとは限らない。常に記録せよ"という言葉を思い出します。

文献 ────────

1) 和足孝之：消化管出血を疑った時の身体診察．平島 修，他（編）：身体診察免許皆伝．
pp 134-145，医学書院，2017
2) Doherty GM（ed）：Current Diagnosis & Treatment Surgery, 13th ed, pp 493, Mc-Graw-Hill, New York, 2010

第 **2** 章

# 漢方フィジカル

# 漢方フィジカル

機能性疾患は腹診でみよう

## 望診，問診，腹診に挑戦してみよう

　まず，診察の基本を述べます。漢方フィジカルには，四診といって，望診，聞診，問診，切診の４つがあります。望診は視診，聞診は聴診，切診は触診を意味しますが，特に望診では舌診，切診では脈診と腹診を行うのが漢方フィジカルの特徴です。これらの四診から得られた所見をもとに，患者さんの証（漢方医学的病名）を決めます。

　証の診断にあたって，陰陽・虚実・気血水を同時に把握します[1]。どうしても西洋医学的なアタマでは，病名が付与されないと治療を提供できないと考えてしまいがちですが，漢方では，たとえ病名が付与されなくても，患者さんの証が判断できれば，おおよその治療の方向性をつかむことができます。これは意義深いことだと思います。西洋フィジカルとは趣の異なった漢方フィジカルは，具体的な診断名がしばしば付与しづらい多臓器にまたがる慢性病態への汎用性が非常に高いと私は感じており，漢方フィジカルと出会えたことに常々感謝しています。

　"慢性愁訴の患者さんで対応に困ったときは，胃腸を立て直すとよい"というクリニカル・パールがありますが，これは極めて重要な視点です。要するに，頭痛やめまい，倦怠感などで悩んでいる方々は，少なからず胃腸の不調も合併しているため，胃腸の調子を改善させると，少しずつ他臓器の不調が改善されるという現象が観察されます。これこそが漢方治療の妙といえましょう。

　私は漢方医ではないため，漢方理論について詳細に論じることはできませんが，本項では日常臨床で患者さんを診療していくうえで，最低限知っておくと役に立つことを述べます。その後，各論で症例を通じてメッセージを伝えてい

150　第2章　漢方フィジカル

きたいと思います。

# 患者さんの体質の把握

陰陽，虚実，気血水（患者さんの体質）について把握します。これは大雑把でかまいません。

### ●陰陽

暑がりで冬の寒い時期も冷たい飲み物を好む人を陽，寒がりで夏の暑い時期でも靴下を手放せない，熱いお風呂に好んで入るという人は陰と判断します。

### ●虚実

胃腸が弱くて疲れやすい人は虚，胃腸が強くて元気な人は実と考えます。

### ●気血水

気は生命活動を営むエネルギー，血は血液，水は体液を意味します。この3要素が過不足なく身体の隅々までめぐり，順調に流れていれば健康な状態といえます。これらは互いに影響しあい，どちらかのバランスが崩れたり，滞りが生じたりすることで，身体にさまざまな不調が現れると理解します。

次に，漢方フィジカルの要である望診，問診，切診について述べます。

# 望診

西洋フィジカルの視診にあたります。診察室に入ってきた患者さんをパッと見て，その人の体格や顔色から，陰陽虚実を判断します。顔がのぼせ，ほてっていて，汗をかいているような人は陽証で，顔色が青白く元気がなさそうな人は陰証と考えます。体格がしっかりして顔色もよい人は実証，痩せて顔色が悪く疲労感漂う人は虚証です。ただ，体格が比較的がっちりしていても，筋肉にしまりがなく水太りの人は虚証と考えるとよいです。

気血水の指標としては，皮膚の乾燥を認めれば血虚，目の下にクマがあったり，唇が暗赤色であったりすれば瘀血と判断します。神経質そうな表情で，細かくメモを取ったり，問診表に自らの困った症状をびっしり記載したりするような人は，気鬱の傾向があります（半夏厚朴湯という漢方がドラマチックに効

漢方フィジカル　151

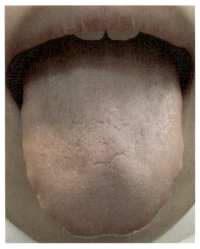

図1　舌診
色調や舌苔の有無，大きさ，歯痕の有無などを評価する。本症例は全体的に厚ぼったくむくんでおり，歯痕を認める。典型的な水毒体質の患者さんの舌所見である。

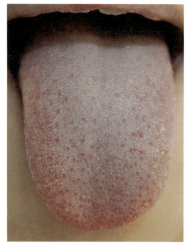

図2　正常像
色調は淡い紅色で，白い舌苔が表面に薄く付いている。

く場合があります。→ 173頁で紹介します）。

　望診で大切な身体診察が舌診です（図1）。舌の色や大きさ，舌苔，舌下静脈の怒張を評価します。舌は通常淡紅色で薄い白苔がついています（図2）。これを基準として，舌が暗赤色を呈したり，舌下静脈が怒張を示したりしている場合は瘀血，舌に湿った白苔が厚くついていたり，舌の辺縁に歯の痕がついていたりする場合は水毒の徴候と考えます。

## 問診

　問診では主訴のみならず，随伴症状や体質を把握することが大切です。食欲，食後の眠気，胃の膨満感，便通（便秘/下痢），便の形やにおいなどについて確認することで，虚実を判断します。治療薬を決定するためには，冷えの有無を判断することが極めて重要です。夏でも靴下を履くかとか，冷えるとおなかが痛くなるかなどを聞くことはとても大切なことです。漢方フィジカルは冷えの有無を把握することが要となりましょう。

表1 体質と症状に対応した漢方薬

| 気血水 | 漢方的病態 | 症状 | 漢方薬 |
|---|---|---|---|
| 気虚 | 気の作用不足 | 倦怠感, 気力低下, 食欲不振 | 補中益気湯, 六君子湯 |
| 気鬱 | 気のうっ滞 | 抑うつ, 不安, のどのつまり, 腹部膨満感 | 半夏厚朴湯, 香蘇散 |
| 気逆 | 気の上衝 | 冷え・のぼせ, 不安, 顔面紅潮 | 黄連解毒湯 |
| 血虚 | 血の作用不足 | 貧血症状, 皮膚乾燥, 易疲労感 | 四物湯, 当帰芍薬散 |
| 瘀血 | 血のうっ滞 | 月経異常, 下腹部の腹満 | 桂枝茯苓丸, 桃核承気湯 |
| 水毒 | 体液の分布異常 | 浮腫, 頭痛, めまい | 五苓散, 防已黄耆湯 |

気血水の異常と漢方的病態, 症状, それに対応する漢方薬についてまとめます(表1)。

## 冷えの分類

表1を軸に, 患者さんの気血水を把握する方法もある一方で, より実践的には, 患者さんを見た瞬間に, 冷えの有無を聞き, 冷えの分布を把握する方法があります。こちらのほうが, 適切な方剤(複数の生薬を組み合わせた薬)選択に役立つと思います。

岡村麻子先生が提唱する, 冷えの分類を紹介します(図2)[2]。

このうち, 実臨床で多いのは, Type Ⅰ〜Ⅲだと思います(Type Ⅳは肝鬱という状況で, ストレスが原因で冷えを自覚する場合です)。大雑把に患者さんが全身が冷えるといったら Type Ⅰ, 手足が冷えるといったら Type Ⅱ, 上半身は熱いが下半身は冷えるといったら Type Ⅲ と判断します。Type Ⅰ が気虚, Type Ⅱ が血虚, Type Ⅲ が瘀血であり, 使用する方剤が異なります(表2, 3)。

## Type Ⅰ

Type Ⅰ は胃腸機能が低下している脾虚型と, 全身倦怠感がメインの全身型, 加齢性を背景とした腎虚型に分類し, 使用目標に挙げた症状を確認しながら方剤を選択します。

機能性消化管障害である機能性ディスペプシア(functional dyspepsia；FD),

漢方フィジカル 153

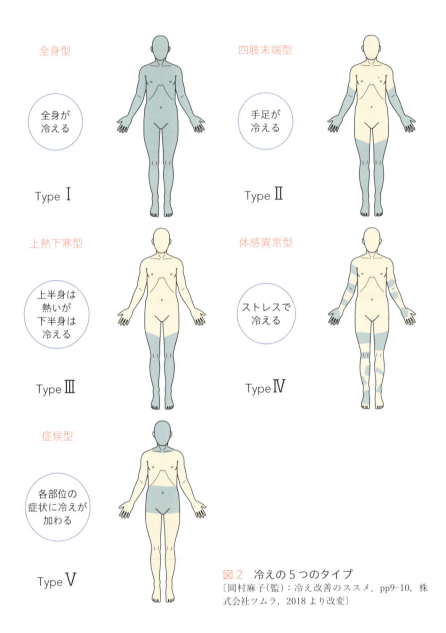

図2 冷えの5つのタイプ
〔岡村麻子(監)：冷え改善のススメ．pp9-10, 株式会社ツムラ，2018 より改変〕

過敏性腸症候群(irritable bowel syndrome；IBS)は冷えをベースに胃腸機能が低下していると考えて，TypeⅠの脾虚型と判断し，ここで挙げられているよ

表2 Type Ⅰ の冷えの特徴

| | | 代表的な漢方薬 | 体質 | 特徴 |
|---|---|---|---|---|
| 脾虚型 | 胃腸機能低下 | 六君子湯<br>大建中湯<br>小建中湯<br>真武湯<br>人参湯 | 中～虚<br>中～虚<br>虚弱<br>虚弱<br>虚弱 | 食欲不振，胃もたれ<br>腹部膨満，冷えで下痢/便秘が悪化<br>小児，反復性腹痛，下痢/便秘，疲労感<br>腹痛のない水様性下痢，顔色不良，低体温<br>胃もたれ，腹痛のない軟便，冷えで悪化 |
| 全身型 | 全身倦怠感 | 補中益気湯<br>十全大補湯 | 中～虚 | 慢性疲労，気力体力の減退，食欲低下<br>慢性疲労，貧血，皮膚粘膜の乾燥 |
| 腎虚型 | 加齢 | 八味地黄丸<br>牛車腎気丸 | 中間 | 頻尿，腰痛，排尿障害，下肢の冷え，脱力<br>八味地黄丸＋下肢しびれ（末梢神経障害） |

表3 Type Ⅱ, Ⅲ の冷えの特徴

| | | 代表的な漢方薬 | 体質 | 特徴 |
|---|---|---|---|---|
| Type Ⅱ<br>末梢が冷える | 血虚<br>（血が不足） | 当帰芍薬散<br>当帰四逆加呉茱萸生姜湯<br>四物湯 | 中～虚<br>虚弱<br><br>中 | 浮腫，めまい，頭痛，月経不順<br>頭痛，しもやけ，冷えると腹痛<br>皮膚乾燥，貧血，月経不順 |
| Type Ⅲ<br>上熱下寒 | 瘀血<br>（血の滞り） | 桂枝茯苓丸<br><br>桃核承気湯 | 中<br><br>中～実 | 冷え・のぼせ，頭痛，肩こり，月経痛<br>桂枝茯苓丸＋便秘，精神不安 |

うな漢方薬が日常よく用いられます。FD で胃もたれ，食欲不振を伴う場合は六君子湯，腹部膨満があり冷えで悪化する下痢/便秘には大建中湯，冷えが強くて下痢・胃もたれがある虚弱体質には真武湯・人参湯，慢性下痢・便秘，腹痛を訴える成人の IBS には桂枝加芍薬湯，小児の虚弱体質の IBS には小建中湯を用いるとよいです。のちに述べる腹診で，患者さんの証にフィットした漢方薬を選択するための検証を行います。

　一方，全身型の冷えは，倦怠感が主のため，気虚に対する介入として，補中益気湯を選択したり，十全大補湯や人参養栄湯で慢性疲労・気力体力の衰えを治療したりします。

　腎虚型の冷えは，加齢に伴うもので，典型的には高齢男性の頻尿や腰痛，下肢のしびれに対して八味地黄丸や牛車腎気丸が用いられます。

漢方フィジカル　155

## ┃Type Ⅱ，Type Ⅲ

次に述べる Type Ⅱ，Type Ⅲ は重要です。これに該当する患者さんが多いのがその理由に挙げられます。

Type Ⅰ は全身の冷えで，特に胃腸の不調は脾虚ととらえ，FD や IBS がこれに該当すると述べました。一方，Type Ⅱ，Type Ⅲ を適切に見立てることは，若年女性の腹部愁訴を診るうえで欠かせません。

色白で雪女のような美女で，四肢末梢が冷えている患者さんは，月経痛が強く，天候で悪化する頭痛やめまいがあります。このような患者さんは，Type Ⅱの血虚タイプで当帰芍薬散が非常にフィットします(これを当帰芍薬散証といいます)。

一方，カッカして赤ら顔で，肩こりや頭痛・冷えのぼせを訴える患者さんは，Type Ⅲの瘀血タイプで桂枝茯苓丸や桃核承気湯がフィットします(桂枝茯苓丸証とか桃核承気湯証といいます)。瘀血タイプは，のちに述べる腹診で特徴的な臍傍圧痛を認めることが多く，腹診所見を重視します。

# 腹診

それでは冷えの大切さが認識できたところで，腹診に入っていきましょう。西洋フィジカルでは腹部臓器の異常を診断するために行いますが，漢方フィジカルでは，患者さんの体力や体質，腹壁の反応から証を診断するために腹診を行います[3]。日本漢方はこの腹診を昔から重視してきました。

まず患者さんを仰向けの状態に寝かせて，膝を伸ばした楽な状態で観察します。必ず手を温めて，患者さんに不安を与えないこと，そして最初から強く圧迫して痛みを感じさせないことが大切です。

### 1)腹力

まず，手のひら全体で腹壁をまんべんなく触診し，腹力を評価します。腹力は腹壁の緊張を反映し，主に虚実の判定に用います。腹壁が厚く弾力がある場合は，腹力が強い実証である一方で，腹壁が薄くベニヤ板のような場合は，腹力が弱い虚証と考えます。

腹力を判断したのちは，下記の順番でそれぞれの所見を確認していきます(各々の所見を確認する順番については，諸説あります)(図 3)。

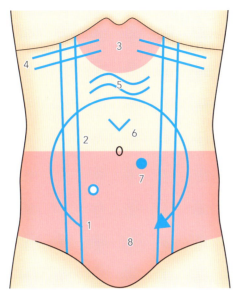

図3 腹診の順序
1)腹力, 2)腹直筋の攣急, 3)心下痞硬, 4)胸脇苦満, 5)心窩部振水音(拍水音), 6)腹動(臍上悸), 7)臍傍圧痛(瘀血の圧痛), 8)小腹不仁
〔三潴忠道：腹診の実際を学ぶ．JIM 7：861，1997 より改変〕

## 2)腹直筋の攣急(図4)

　腹直筋が硬く突っ張っている状態を示します(二本棒ともいいます)。小建中湯を使用する目標になります。症例をベースに後述します(➡ 195 頁)。

## 3)心下痞硬(図5)

　心窩部が硬く抵抗のある状態です。触りながら心窩部の冷えの有無も感じます。人参が入っている方剤(人参湯など)を使用する目標になります。

## 4)胸脇苦満(図6)

　臍と nipple を結んだ線上で，肋骨弓下から胸郭内に向かって指を入れて圧迫すると抵抗を感じます。柴胡を使用する目標になります。

## 5)心窩部振水音(図7)

　指先をそろえて上腹部を軽くたたくとちゃぽちゃぽと音がします。胃内停水とほぼ同義で，水毒の兆候といわれます。六君子湯の使用目標になります。症例をベースに後述します(➡ 165 頁)。

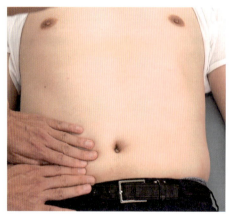
図4　腹直筋攣急

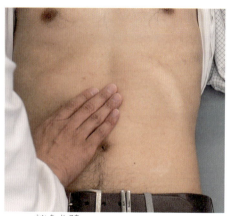
図5　心下痞硬(シンカヒコウ)

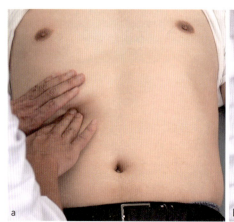
図6　胸脇苦満(キョウキョウクマン)

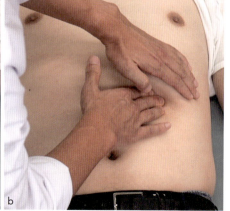

6) 臍上悸(セイジョウキ)(図8)

　腹部大動脈の拍動を触知します。虚証かつ腹力が弱い場合や精神不安があるときに拍動を認めます。竜骨(リュウコツ)，牡蛎(ボレイ)，茯苓(ブクリョウ)を用いる目標になります。

7) 臍傍圧痛(セイボウアッツウ)(図9)

　下腹部が膨満して，臍の斜め下に抵抗と圧痛を認めます。瘀血の腹証として知られており，桂枝茯苓丸(ケイシブクリョウガン)を使用する目標になります。特にS状結腸部の圧

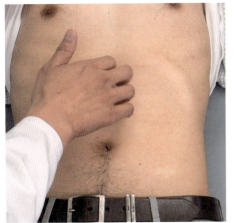

図7　心窩部振水音

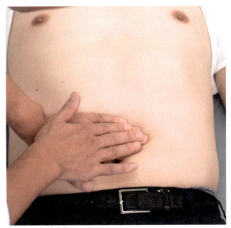

図8　臍上悸(セイジョウキ)

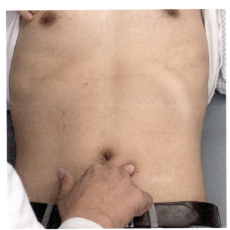

図9　臍傍圧痛(セイボウアッツウ)

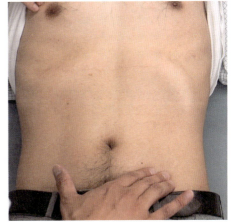

図10　小腹急結

痛を小腹急結(図10)といい，桃核承気湯(トウカクジョウキトウ)の使用目標になります。

8) 小腹不仁(図11)

　小腹は下腹部で，不仁は知覚鈍麻を意味します。上腹部の腹力に比べて，下腹部の腹力が弱い状態を示し，加齢に伴う腎虚を反映します。補腎剤のよい適応であり八味地黄丸(ハチミジオウガン)や牛車腎気丸(ゴシャジンキガン)を使用する目標になります。

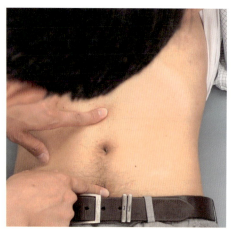
図11 小腹不仁

　漢方フィジカルは，診るべき所見がたくさんあり（しかも漢字ばかり），最初は敬遠しがちではありますが，患者さんの体質や冷えを考慮して診察することで，具体的な漢方方剤を選ぶことができ，とても役に立ちます．所見の説明でいくつか生薬の具体名が出てきましたが，最初から生薬を覚えようとすると混乱すると思いますので，実際の患者さんに応用しながら，身体で覚えていくのがよいでしょう．
　本項を通読後，さらに漢方への興味がわいてきた方は，より専門的な書籍（吉永 亮先生のご著書など[4,5]）で学びを深めていただければ幸いです．
　最後に，寺澤捷年先生の口訣を紹介して総論を締めくくりたいと思います[6]．寺澤先生がご自身の著書で述べられた，腹診の五箇条は貴重な格言と考えますのでご紹介します．

#### 腹診の心得，五箇条
1. 腹診は患者と心を通わせるものであり，診断と治療を兼ねているとの認識を基本に据えなくてはならない．心地よい腹診はそのこと自体が患者を癒し，信頼関係の構築に結びつくのである．単なる無機質の対象物を扱うのではない．従って，診察は患者が心地よいと感じられるように丁寧に行うこと．
2. 予断を持つこと無く，平静な気持ちで行うこと．

3. 術者の手を温かくして触診すること。冷たい手では患者は不快感を覚え，冷たい手に反応して腹壁を緊張させてしまう。つまり，正確な所見が取れなくなる。

4. 爪を切ること。触診は術者の手掌と手指の先端部分を用いるので，爪が伸びていては妨げになる。さらに爪で指頭を押し込んだのでは患者に苦痛を与え，正確な所見が得られないからである。

5. 圧痛が予想される場合，その部を強く押してはならない。たとえば，心下部の腹壁筋が緊張している場合には圧痛が予想されるので，不用意に強い力を加えてはならない。臍傍部にしこりを触れる場合も同様であって，圧痛が予想される場合には，この所見を取ることを診察の最後に注意深く行うこと。最初に劇痛を起こしてしまうと，患者は警戒して腹壁に力を入れてしまうので，その他の微妙な所見が得られなくなってしまうのである。

〔寺澤捷年：漢方腹診考—症候発現のメカニズム．あかし出版，2016 より〕

文献
1) 寺澤捷年：絵でみる和漢診療学．医学書院，1996
2) 岡村麻子(監)：冷え改善のススメ．pp9-10，ツムラ，2018
3) 三潴忠道：はじめての漢方診療—腹診の実際を学ぶ．JIM 7：861-867，1997
4) 吉永 亮：あつまれ!!飯塚漢方カンファレンス：漢方処方のプロセスがわかる．南山堂，2021
5) 吉永 亮：とびだせ!!飯塚漢方カンファレンス：漢方処方のプロセスがわかる．南山堂，2024
6) 寺澤捷年：漢方腹診考—症候発現のメカニズム．あかし出版，2016

### コラム

# 漢方を取り入れたきっかけ
## 患者さんのつらい症状の背景に思いを馳せる

　COVID-19 がまだ猛威を振るっていたころの話である。当時，私が所属していた病院では，勤務前に発熱があれば，発熱外来を経由してコロナの抗原が陰性を確認してからでないと，院内に入れないシステムになっていた。

ある日，内科病棟の師長から，私に連絡が入った。

"先生……，ちょっと診てもらいたいスタッフがいるんです。お時間をとっていただけませんでしょうか"

普段はおっとりした声の師長であるが，そのときはやや切迫していたように聞こえた。

"はい，もちろん，どなたですか？"

そのスタッフは，病棟看護師であった。看護師歴は 10 年以上で後輩の指導に邁進している。色白で華奢な体型。一見して竹久夢二証（➡ 184 頁）であった。夫は総合病院の理学療法士で，彼女は 2 児の母であった。年齢にして 30 代後半だった。

"コロナワクチンを打ってから，ずっと熱が引かなくて……。職場に行くたびにコロナの検査で鼻をぐりぐりされて，いい加減にしてほしいと思うのです。毎回陰性ですし。それにこの前担当してくれた先生は膠原病とか珍しい病気じゃないか，とか言って，50 mL くらい採血されたのかな。それも結局異常がないと言われて。一体，私は何の病気なのですか。毎回職場に来るたびに熱が出てしまうので，いい加減疲れてしまいました。このままだと病院に来られなくなってしまうのではないかと不安が募り，毎日つらいです"

普段は寡黙な彼女だが，堰を切ったように次々としゃべりだし，それを受け取るだけで精いっぱいであった。カルテに目を転じると，これまでに発熱外来で複数の医師が診察を担当している。膠原病や血管炎などまれな病気の可能性も想定され，血液培養や各種血清学的検査も十分実施されている。しかし，どの項目にも異常がない。

私は内心困った。さあ，どうしたらよいものか。すでに 5 人以上の内科医が絡んでいるのに異常が 1 つも見当たらず，突破口のない状況であった。コロナのワクチン接種後からの体調悪化であれば，コロナ後遺症外来を担当している医師に聞いてみるのがよいな，と短絡的に考えた私は，旧知の仲で，聖マリアンナ医科大学でコロナ後遺症の患者さんを多数診療していた土田知也先生に電話で相談してみた。


"先生，それ，発熱じゃなくて，高体温じゃないですか？　発熱と高体

温はアプローチが異なるのですよ"

　意外な言葉であった。

　その夜，土田先生から勧められた「機能性高体温の臨床」[1]という，國松淳和先生が書かれた総説をむさぼるように読んだ。そして，なぜ今まで多くの医師が彼女を診断できなかったのか，その理由がわかった気がした。端的にいえば，彼女を悩ませていたのは，発熱ではなく，高体温であったからである。

　高体温の発症メカニズムは諸説あるが，國松先生によれば，慢性的なストレスがじんわりと脳・視床下部に負担をかけていることが基盤にある。そこに，新たなイベントが加わると，それまで顕在化しなかった体温調節の機能障害が完成され，高体温状態になるというのだ。イベントはなんでもよいが，コロナ感染やワクチン接種も，トリガーになりうるという。さらに，高体温の患者さんでは，血液検査を行っても炎症反応のマーカーであるCRPは完全陰性のことが多い。発熱を訴えて受診しているのに，CRPが0.01 mg/dLであれば，この時点で私たちはかなり違和感をもつ。その違和感こそが，機能性高体温を考慮する証左となろう。

　彼女に発熱と高体温のメカニズムの違いを話したらだいぶ納得してくれた。複雑に絡み合った症例と対峙するとき，私は，患者さんの話をよく聞いて，背景に潜む悩みをうまく引き出すことを信条としている。患者さんを高体温に至らせたストレッサーが何かを，病歴からうまく聞き出すのだ。このプロセスを経ないと治療に移行できない。

　彼女は冒頭にも述べたように看護師でありながら，家では2児の母。育児も家事もワンオペでこなさなくてはならなかった。夫は同じく病院勤務で多忙。育児は彼女に任せきりで，家ではほとんど会話がなかったという。月経前には決まって頭痛に見舞われ，気持ちの落ち込みもあった。冷えが強く，便秘と下痢を繰り返していた。彼女との出会いがきっかけとなり，私は多くの機能性高体温で悩む患者さんを診る機会を得ているが，高体温に至る背景には，冷えをベースとした症状が意外に多いという印象をもっている。だからこそ，高体温で悩む患者さんを診たら，同時に冷えに由来する症状を病歴から積極的にくみ取ることが大切だと思う。便秘や下

漢方フィジカル　163

痢はおそらく IBS だろうし，天気や月経前後の体調の悪化は PMS(pre-menstual syndrome)，気象病の可能性があるだろう。これらの発症には鉄欠乏や自律神経の脆弱性がかかわっていることはすでに報告されている[2]。それゆえ丁寧な生活指導，栄養素補充，漢方や鍼灸などの東洋医学的治療が，高体温の治療になりうるのだ。

　冷静に当時の自分の診療を振り返ってみると，とにかく高体温を何とかしようと必死であった。土田先生は冷えがあれば補中益気湯を使ってみたらとアドバイスをくれた。言われるがままに補中益気湯を処方してみたら，"体が楽になった"とうれしい報告があった。鉄欠乏の存在を疑い，フェリチンを測定すると著明低値で鉄欠乏もあった。これも高体温の一因と考えて経口で鉄補充も開始した。ほどなくして胃もたれや嘔気が出現したため，脾胃虚に鉄が悪さをした可能性を考え，漢方を六君子湯に切り替え，経口鉄の種類を変更……など，とにかく，1つひとつの訴えを疎かにせず，彼女の悩みに向き合った。

　しばらくすると，外来で体温の話題が出なくなってきた。聞けば朝も起きられるし，職場入館時に体温上昇で引っ掛かることはなくなった。仕事にも復帰でき，以前のように後輩指導に励む彼女を病棟で見る機会が増えた。漢方は漸減した。夫も彼女の体調に配慮し，育児や家事にも積極的に関与してくれるようになった。

　その後，彼女は特別養護老人ホームでの勤務を希望し，私の勤務する病院からは離れてしまったが，今も元気に私の外来に通院している。

　漢方診療を取り入れるきっかけは彼女との出会いからである。私は今でも彼女に感謝している。

文献
1) 國松淳和：機能性高体温の臨床．心身医学 60：227-230, 2020
2) 久手堅司：気象病ハンドブック．誠文堂新光社, 2022

機能性疾患は腹診でみよう

# 機能性ディスペプシア

## 血虚

それでは具体的な症例を通じて患者さんにどう漢方を適用したらよいか考えてみたいと思います。

**症例** 25歳女性

**主訴** めまい

**現病歴** 看護師1年目。毎日緊張の連続。朝7時，起床時から"なんとなくふわふわするめまい"を自覚していました。無理して出勤しましたが，勤務中気分が悪くなり途中で休んでいるのを同僚が心配。所属病棟の師長から筆者に診察依頼がありました。カルテを見ると，数日前に頭痛で内科を受診し，ロキソプロフェンナトリウム水和物が処方されていました。

**西洋フィジカル** 色白でぽっちゃり体型，パッと触ると四肢は冷たい

血圧 110/69 mmHg，脈拍 60回/分，体温 36.4℃，呼吸数 16回/分，SpO$_2$ 97％（室内気）

眼振なし。神経学的異常所見なし

腹部は軟，心窩部に圧痛なし。腸蠕動音亢進/減弱なし

## 症例へのアプローチ

若い女性の"めまい"です。めまいという主訴からは，さまざまな鑑別診断が考えられると思います。一般的なアプローチとしては，回転性，浮動性，前失神と分類し，内耳，脳，心血管から病態を検討するでしょう。しかし，筆者は，バイタルサインが安定していて，自分で病歴を語れる患者さんにおいて

は，まずは患者さんに自由に語ってもらうようにしています。もっと言うと，"めまいという言葉を用いずに，今あなたが困っているめまいを表現してみてください"と伝えて，何に困って病院に受診したのか，その背景を明らかにする作業を行うように心がけています。

救急室のセッティングでは，致死的な病気から考えていくのが妥当と考えますが，血行動態や全身状態が安定していれば，可能な限り患者さんの語る病歴に耳を傾け，めまいが生じるに至った背景を考察するとよいでしょう。

この患者さんは，看護師1年目で，毎日が緊張の連続であり，失敗しないか，ひやひやしながら職場に出勤する毎日でした。常に精神的緊張が強い環境下に置かれていたことで，頭痛やめまいなどの症状が出やすい素因が形成されていったものと考えました。

## 漢方フィジカル

体質の把握は陰陽・虚実・気血水，それに望診，問診，切診で患者さんの証を把握することで，漢方薬の選択につなげていきます。

バイタルサインや西洋フィジカルでは明らかな異常はなさそうです。職場での緊張が強く，疲弊がみられ，陰・虚の状況であると判断します。望診では，色白でぽっちゃり体型，パッと触ると四肢は冷たいとの情報から，血虚＋水毒の状況が示唆されます（冷えの TypeⅡ）。頭痛やめまいも，おそらく水毒に伴う影響ではないだろうかと考えます。舌診の所見を示します（図1）。

血虚＋水毒の可能性をより高める問診は何でしょうか。筆者はこんな質問をしてみました。

**Dr** 来院当日は雨ですね，毎回，低気圧が来ると体調悪くすることない？
**Pt** はい，その通りです。天気が悪くなるのが身体でわかります。
**Dr** 胃のあたりでぐるぐると音がならない？
**Pt** あります。
**Dr** 胃でちゃぽちゃぽと音がしない？
**Pt** はい。水を飲むと胃がちゃぽちゃぽといいます。

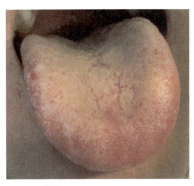

図1　舌診
舌には厚い白苔を認め，全体的にむくんでいます。舌尖端は紅色でストレスを反映した所見です。この舌所見から六君子湯証と考えました。

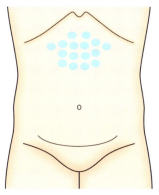

図2　胃内停水（心窩部振水音）

　天候に依存する頭痛やめまいは，水毒の徴候です。水を飲むと胃がちゃぽちゃぽと音がするという訴えは，胃内停水（心窩部振水音，図2）が示唆され，腹診で，胃部振水音を確認します。心窩部のあたりをスナップを効かせて叩くと，水を振るような音がしました。

　Dr　みぞおちのあたりがつっかえて，通りにくいように感じることはない？
　Pt　はい，あります。よく気持ちが悪くなるんです。食欲も最近ないんです。

　みぞおちのあたりは心下と呼び，ふさがって通りにくい状態を痞と表現します。心下痞とは脾胃（消化吸収をつかさどる臓腑）と関係が深いため，腹診で心窩部を触診したところ，抵抗を感じました。これを心下痞硬（図3, 4）といい，心窩部の筋緊張が高まっていると判断しました。さらに心窩部の皮膚温の低下もあり，脾胃の機能低下が示唆されます。
　病歴と腹診の結果をまとめると表1のようになります。
　以上の所見より患者さんは脾虚，血虚に水毒を合併した状態と判断しました。

機能性ディスペプシア　　167

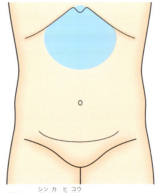

図3 心下痞硬(シンカヒコウ)

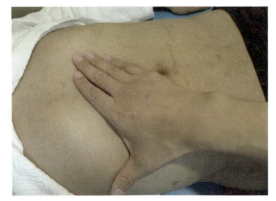

図4 腹診
心下痞硬(シンカヒコウ)をみています。

表1 病歴と腹診の結果

| 病歴 | 慢性・反復性のふわふわするめまい，頭痛 |
|---|---|
| 望診 | 色白，ぽっちゃり，四肢は冷えている |
| 問診 | 低気圧で症状は出現・増悪する<br>胃がもたれて気持ちが悪く，食欲が低下している |
| 腹診 | 胃内停水＝心窩部振水音あり<br>心下痞硬あり |

# 漢方方剤のアプローチ

胃内停水＋心下痞硬は脾胃の機能低下が示唆される所見であり，西洋医学的には，機能性ディスペプシア（functional dyspepsia；FD）を考える病態です。めまいが主訴ですが，食欲不振と腹診の結果からは，脾胃の機能を改善させる必要があると考えました。脾虚に対する治療介入が，頭痛の改善につながるのではないかと考えたのです。

ここで，治療方剤を選択する際に，私が実践している治療法をご紹介します。漢方薬による probing technique（探りを入れる方法）で，松田 正先生に教えていただきました。これは松田先生の著書『急性疾患にすぐ効く"特選"漢方薬』（日経メディカル）でも紹介されています[1]。漢方薬を外来や救急室で使用し，その薬効の有無をもって診断の一助とする使い方で，各疾患の早期診断に役立てるというものです。

たとえば頭痛で来院した患者さんを例にとってみましょう。頭部 CT を撮像してくも膜下出血がないか確認できればよいですが，実地医家の場合は画像検査へのアクセスは不良です。そのような場合，待合中に漢方薬を投与して（漢方薬で探りを入れる＝probing），効果があれば漢方薬を継続することで治療が完結でき，重篤な疾患が隠れている可能性は低いと判断します。一方，効果がなければ，次の検査に進んだり，さらなる精査のために高次医療機関に紹介したりする流れです。治療的診断が可能で，かつ患者さんの苦痛をできるだけ早い段階で取り除くことが可能となるので，患者さん本位の治療が可能になると松田先生は述べています。

本症例では，probing technique として，スルピリド＋六君子湯を内服させて外来のベッドで寝て効果を確かめることとしました。六君子湯は脾虚で FD の治療の第一選択薬ですが，スルピリドを加えることで，六君子湯の効果を高めることができます（この治療法は松田先生とその師匠の大野修嗣先生に教わりました）。

probing technique（六君子湯＋スルピリドの内服）を施行し，外来の処置室で休んでもらい，1 時間後に様子を見に行くと，すやすやと気持ちよさそうに寝ていました。そして 2 時間後，元気になった患者さんが言った言葉です。

機能性ディスペプシア　169

"私最近生理がつらかったんです……"

"生理前とか気圧が下がるときは決まって頭痛で出勤するのもものすごくしんどかったんです"

## その後の経過

　脾虚，血虚，水毒体質で，西洋医学的には FD，片頭痛と診断し，スルピリド，六君子湯を処方し，頭痛には頓用で五苓散＋呉茱萸湯を処方しました。鍼灸の親和性も良好と思われたため，鍼灸師を紹介しました。

　2週間後の外来で，嘔気，めまい，頭痛は消失しました。1か月後の外来では，晴れ晴れとした表情で以下のように報告してくれました(報告してくれたことばをそのまま転記しています)。

"頭痛がめっきり減りました！"

"生理前のイライラもないですし，ふわふわするめまいとか耳鳴りも最近自覚していません"

"生活がガラッと変わって楽になりました"

## 症例の考察

　本症例は，めまいで受診した患者さんです。西洋フィジカルでは，明確な診断名や治療方法が浮かびませんでしたが，漢方フィジカルを併用したことで，四肢の冷え，心窩部の冷え，心下痞硬，心窩部振水音などの腹診所見が得られ，脾虚，血虚，水毒と判明しました。脾虚を改善させる漢方薬＋西洋薬を導入し，頓用で頭痛に対する五苓散＋呉茱萸湯の併用を行ったことで，体質改善を図ることができ，めまいの改善のみならず，頭痛や胃の不調もすべて解決に至った症例でした。

　その後は当帰芍薬散の定時内服に移行し，月経前症候群などに悩まされることも減り，看護師として現在も元気に仕事に励んでいます。

　さらにひとこと。筆者の外来を訪れる数日前に内科医からロキソプロフェンナトリウム水和物が処方されていました。ロキソプロフェンナトリウム水和物

は素晴らしい鎮痛薬ですが，その薬理作用から，体を冷やしてしまう危険性があり，そもそも冷え性の強い患者さんに投与すると病態を悪化させるリスクがあります[2]。西洋医はロキソプロフェンナトリウム水和物を多用する傾向にありますが，漢方的には体を冷やす薬剤として，陰虚の患者さんには処方を控えたほうが望ましいといわれています。体の冷えを認識し，適切な漢方を処方することの大切さが伝われば幸いです。

文献
1）松田正：急性疾患にすぐ効く"特選"漢方薬．日経メディカル，2023
2）織部和宏：漢方事始め．日本医学出版，1997

---

> **コラム**

## 漢方の使いかた―general appearance と漢方

### 六君子湯
リックン シ トウ

　六君子湯は，人参，朮，茯苓，甘草，陳皮，半夏，生姜，大棗の8種類で構成されています。四君子湯＋二陳湯（陳皮，半夏）です。四君子湯で気を補い，二陳湯で胃の水毒を改善させます。つまり，胃の水毒を認める患者さんで，食欲不振や胃もたれを自覚した場合に六君子湯の適応を考慮するとよいでしょう。

　東洋医学的に胃は舌とつながっているため，胃の水毒は舌のむくみに反映されやすいです。図1のとおり，舌のむくみは，"舌全体がはれぼったく，歯痕がつく"のが特徴です。さらに水を飲んだ後に胃がちゃぽちゃぽという人も胃の水毒体質があります（ちなみに筆者もこの体質です）。

　六君子湯は機能性ディスペプシアの診療で頻用されている漢方であり，あまりに有名すぎるかもしれません。基礎研究レベルでは，食欲増進ホルモンであるグレリンを分泌促進したり[1]，胃排出を促進したり[2]といった有効性が確認されています。

　松田正先生に教わった方法ですが（松田先生も師匠である大野修嗣先生から教わったそうです），胃の水毒体質がある人で抑うつ症状を伴う場合，

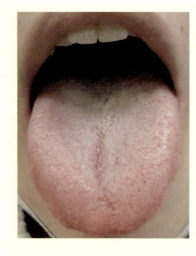

図1 六君子湯(リックンシトウ)の適応となる舌
舌が全体的に厚ぼったくて，舌表面に白苔(リックンシトウ)を認めます。これも六君子湯を使用する目標になります。

六君子湯(リックンシトウ)にスルピリドを併用すると胃のむかつきが軽減されます。見るからに抑うつ的な雰囲気を醸し出し，胃のむかつきを訴えて受診した患者さんに出会った際には，スルピリドを合方することをお勧めします。

　スルピリドは少量投与であればあまり問題となる副作用は出ないと思われますが，漫然と長期間内服していると女性化乳房が出現したり，薬剤性パーキンソニズムがみられたりすることもあります。スルピリド＋六君子湯(リックンシトウ)である程度胃の水毒，抑うつが改善されたら，スルピリドを香蘇散(コウソサン)に置き換えるとよいでしょう。香蘇散(コウソサン)と六君子湯(リックンシトウ)の合方は，香砂六君子湯(コウシャリックンシトウ)という漢方薬に近似され，抑うつを伴う食欲不振に頻用されます。香蘇散(コウソサン)はとても香のよい漢方薬であり，私は風邪の初期に愛用しています。

### 茯苓飲合半夏厚朴湯(ブクリョウインゴウハンゲコウボクトウ)(六君子湯(リックンシトウ)の仲間)

　茯苓飲合半夏厚朴湯(ブクリョウインゴウハンゲコウボクトウ)は，茯苓飲(ブクリョウイン)と半夏厚朴湯(ハンゲコウボクトウ)の合剤です。茯苓飲(ブクリョウイン)には気の巡りを改善して胃前庭部の蠕動を促進する枳実(キジツ)が入っています。半夏厚朴湯(ハンゲコウボクトウ)は，喉の詰まる感じを訴える患者さんに頻用される薬剤であり，不安神経症やヒステリー球に用いますが，茯苓飲(ブクリョウイン)を合方することで，喉～胃までの広い上部消化管愁訴(食べるとすぐおなかが張る，げっぷが出る)に応用が可能です。甘草(カンゾウ)が含まれていないので使用しやすいです。

## 半夏厚朴湯

　喉のつまり，慢性咳嗽で痰が喉にへばりついて苦しい，呼吸がしづらいなどを訴えて受診する患者さんは多いでしょう。上部消化管内視鏡検査や咽喉頭ファイバー検査で器質的異常を検索する姿勢は大切ですが，器質的疾患が除外された後，"喉から胸にかけての閉塞症状"を訴える場合は，ぜひ半夏厚朴湯の使用を検討していただきたいと思います。漢方医学的には気鬱と呼ばれる病態で，半夏厚朴湯がフィットします。

　半夏厚朴湯は，半夏，厚朴，蘇葉，茯苓，生姜の5つで構成されます。半夏，厚朴，蘇葉，茯苓に抗不安作用，抗うつ作用があります。うつや不眠の方にも応用可能です。

　喉の詰まる感じは，ストレス社会の現代で多くみられますが，漢方医学のバイブルである『金匱要略』には"咽中炙臠"という記載があり，喉にあぶった肉が詰まった感じを訴える人に親和性が良好です。日本でも"梅核気"といって，梅の種が喉に詰まった感じがするという症状が記載されています。

　半夏厚朴湯がフィットしやすい患者さんのゲシュタルトとして，"神経質，几帳面で用意周到"，"メモの証"が知られています[3]。実際の半夏厚朴湯証の患者さんのメモを示します（図2, 3）。図2は50代女性の患者さんのメモです。動悸と呼吸困難で受診し，器質的異常を認めなかったため，半夏厚朴湯を処方し有効でした。毎回の外来受診時に詳細なメモを見せてくれるなど，まさに神経質，几帳面な性格を反映しています。

　また，半夏，厚朴，茯苓，生姜には鎮咳作用，去痰作用があるため，湿性咳嗽にも適応があります。私は感冒後咳嗽で，喉に痰がへばりついて夜も眠れないという神経質な患者さんに頻用しています。

　なお，半夏厚朴湯が有効でも，症状が残存する場合や精神症状が強い場合は，柴胡剤を併用するとよいでしょう。腹診で胸脇苦満を認めることが使用の目安になります。女性であれば加味逍遙散，男性であれば柴胡加竜骨牡蛎湯を併用することが多いです。

## 小建中湯

　小建中湯は，桂皮，芍薬，大棗，生姜，甘草，膠飴の6つで構成されて

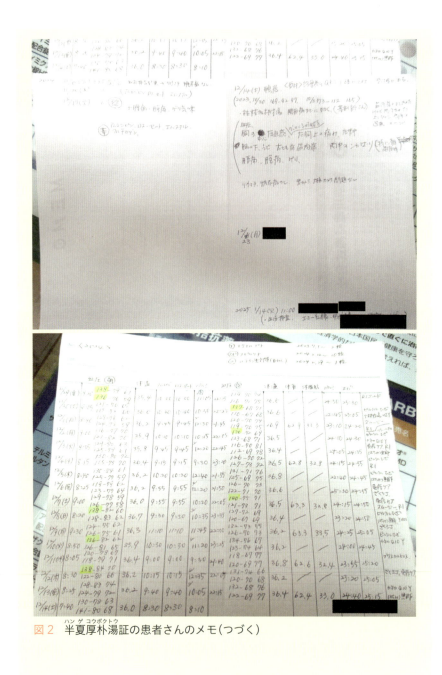

図2 半夏厚朴湯証の患者さんのメモ(つづく)

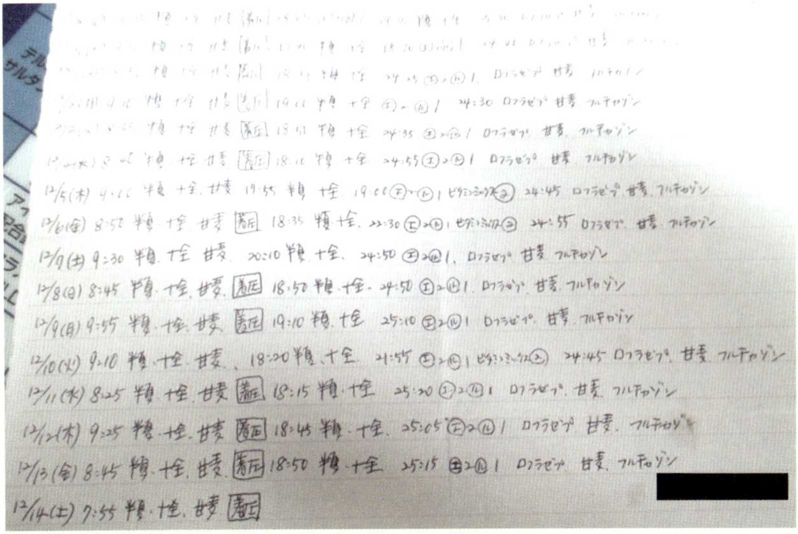

図2　半夏厚朴湯の患者さんのメモ（つづき）

2年前に"動悸，不安感"を主訴に受診した患者さんです。当初から自身のことを事細かにメモを取っていました。この患者さんは喉のつまり感も自覚していたため，咽中炙臠と考え，半夏厚朴湯を処方したところ著効しました。既往にパニック障害がありSSRIが処方されていましたが，減薬を希望したため，甘麦大棗湯を開始しSSRIを漸減終了することができています。自身の症状を事細かにメモしており，まさにメモの証です。典型的な半夏厚朴湯証の症例でしょう。

います。桂皮（シナモン）や生姜が含まれているため，腸管を温める薬です。小建中湯は桂枝加芍薬湯に膠飴を加えたものです。桂枝加芍薬湯は腹痛を有する過敏性腸症候群全般に応用可能な薬剤で，便秘，下痢にも使用できます。膠飴は健胃作用，補気作用，滋養作用がありますが，膠飴が加わることで，小児に適した漢方へと変化します。

　小建中湯は，小児の便秘，腹痛，下痢などの腹部症状以外にも，虚弱，少食，易疲労，皮膚疾患（アトピー性皮膚炎や慢性蕁麻疹），慢性頭痛，気管支喘息などさまざまな病態に応用可能です。また，体質改善効果も期待できる薬剤です。慢性的な体調不良を訴えて受診した小児には小建中湯を処方しておけばほぼ問題ないでしょう。小建中湯のフィットしやすい臨床像として，腹診で腹直筋が緊張している（➡197頁），おなかを触るとくすぐったがるなどがあります。使用時は，膠飴が含まれているため，

機能性ディスペプシア　175

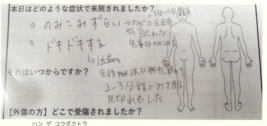

図3　半夏厚朴湯証の患者さんの予診票
図2とは別の患者さんですが，予診票を見るとまさに半夏厚朴湯が効きそうです。

常用量が15 g (6包)とやや多いのが難点です。昼は飲み忘れてしまう患者さんも多いため，1日2回朝夕食前の処方で落ち着くことが多いです。

### 当帰芍薬散

　水毒，血虚体質の女性患者さんに頻用される処方です。
　当帰芍薬散は当帰，芍薬，川芎，朮，茯苓，沢瀉の6つの生薬で構成されます。瘀血，水毒，冷えに対する方剤です。当帰，川芎には，駆瘀血作用，茯苓，朮，沢瀉の利水作用，当帰，芍薬，川芎の補血作用(血液，体力，潤いの補充)，当帰，芍薬の温熱作用，芍薬，川芎の鎮痙鎮痛作用があります。

　つまり，冷え性で月経関連症状に水毒，貧血，疼痛を伴う場合に最も有効とされます。当芍美人という言葉があるように，色白の美人女性で貧血や浮腫を呈する患者さんにフィットすることが多いです。水毒症状としては，浮腫，低気圧時の頭痛，めまいがあり，これらの症状があれば積極的に使用を検討するとよいでしょう。個人的には，当帰芍薬散の親和性がよい患者さんは，細身というよりも，肌がみずみずしく，皮下脂肪がぶよぶよしているといった印象をもっています。当帰，川芎はセリ科の植物であるため，セロリが苦手な患者さんには飲みづらいかもしれません（私は，毎回，当帰芍薬散を処方する場合は患者さんに"セロリは好きですか？"と確認しています）。松田正先生が，当帰芍薬散を飲ませた患者さんに味を聞いてみたところ，セロリ味，人参ジュース，カレー味などと答えた方が

多かったようです[4)]。

　呼吸困難，動悸，息が詰まる感じを訴えて救急室を受診した患者さんがいましたが，その方は月経前症候群や月経困難症があり，月経前は決まってひどい頭痛に襲われ，市販の NSAIDs を内服して凌いでいました。NSAIDs は鎮痛効果が強いですが，その薬理作用から体を冷やすため，冷えを有する体質の女性にはあまり使用したくない薬剤です。血液検査を行うと Hb 値は基準範囲内でしたが，フェリチンが 4 ng/mL と著明低値でした。貧血はないものの，貯蔵鉄が低値の場合を潜在性鉄欠乏症(隠れ貧血)[5)]といい，鉄補充に加えて四肢の冷えや月経関連症状，低気圧時の頭痛・めまいなどを問診で明らかにします。これらの問診を経て瘀血＋冷え＋水毒体質と考えられれば当帰芍薬散を導入することをお勧めします。その患者さんも，鉄補充と漢方薬の併用でパニック障害はすっかり落ち着き，以後一度も再燃していません(➡ 187 頁)。

## 大建中湯
ダイケンチュウトウ

　大建中湯は乾姜，山椒，人参，膠飴の 4 生薬で構成されます。大きく中(おなか)を建て直すという意味があり，腹部症状に頻用されます。乾姜と山椒が重要な生薬で，腸管を温めて腸蠕動の正常化を図り，腸管の spasm や腹痛を緩和させる働きがあります[6)]。腸管が冷えて，下痢や腹痛，腹部膨満，便秘などを訴える患者さんにはよい適応です。腸閉塞や便秘に用いられることが多いですが，腸内環境を正常化する作用があるため下痢にも使用できます。

　大建中湯がフィットする患者さんはずばり腸管の冷えがあることが必須条件です。したがって，問診で腸管の冷えの存在を積極的に聞いていくとよいでしょう。つまりは，冷たい飲食物の摂取や寒冷刺激で腹部症状が悪化する，腹部を温めると症状が緩和するなどの症状を聞いていきます。腹巻をしていたり腹部にカイロを貼ったりしている人は後者に該当します。また臍周囲を触ると冷たい感じがある場合も大建中湯証です。大建中湯は膠飴が入っているため，1 日の常用量が 15 g(6 包)と多いです。大建中湯は生姜湯のイメージで飲んでもらうとよいでしょう。筆者は味覚を重視しており，大建中湯を飲んで甘いと感じたら，フィットしている可能性が高

いと判断しています。生姜に対しての味覚と腸管の冷えが関係している
といわれています[7]。私は大建中湯を処方したら，必ず患者さんに味の感
想を聞きます。（生姜が）甘くておいしいという人は，腸管が冷えている可
能性が高く，大建中湯の親和性が良好です。

## 桃核承気湯

　桃核承気湯は，桃仁，桂皮，大黄，甘草，芒硝の5つの生薬から構成
されます。桃核承気湯は瀉下効果が強く，便秘に加えて，腰痛や更年期障
害を有する患者さんに頻用します。便通を改善させることで，体調全般の
改善につながることをしばしば経験します。桃核承気湯は瘀血だけでな
く，桂皮・甘草の組み合わせからホットフラッシュ，のぼせ（気逆）の治療
薬としても有用です。月経前に増悪するニキビが便秘と瘀血の治療をする
ことで改善することもあります。桃核承気湯を使用する際には腹診にて小
腹急結を確認します。桃核承気湯がフィットする患者像として赤ら顔，肥
満，イライラしているといった特徴があります。ストレスを内在している
ことが多いため，桃核承気湯証の患者さんでは，私は腹診で胸脇苦満を必
ず確認するようにしており，もし明瞭な圧痛があれば，柴胡剤を併用して
います（柴胡加竜骨牡蛎湯や抑肝散加陳皮半夏など）。桃核承気湯は駆瘀血
剤に分類されますが，駆瘀血剤と柴胡剤の併用は理にかなった処方といわ
れています。

## 補中益気湯

　補中益気湯は"中（消化機能）を補い気を益る"という意味があります。構
成生薬は人参，朮，甘草，黄耆，柴胡，当帰，升麻，陳皮，生姜，大棗の
10種類です。人参，朮，甘草，黄耆，当帰には補気（血）作用があり，倦
怠感を改善します。柴胡には抗炎症作用があり，感染後の倦怠感などを改
善します。升麻には升堤作用があり，目や声に力が入らない，手足がだ
るいといった症状を改善します。陳皮，大棗には健胃作用があり，食欲低
下や胃弱の人が適応です。補中益気湯は免疫系の賦活作用があり[8]，感染
予防としての働きもあります。筆者が漢方に親しむようになったきっかけ
が補中益気湯との出会いでした（➡ 164頁）。気力や免疫力を高めて食欲

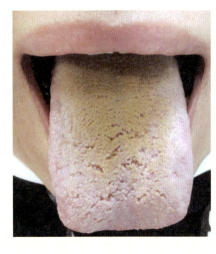

**図4 三黄瀉心湯の適応となる舌**
50代女性。ひどい便秘とイライラにて来院。舌には黄苔を認める。三黄瀉心湯証と考え，処方したところ2週間後はすっきりした表情で来院した。

低下にも効果があります。

### 三黄瀉心湯

　三黄瀉心湯は，黄芩と黄連に大黄を加えた3生薬で構成されます。みぞおちのつかえを解消する瀉心湯類の1つで，黄の字が3つ入っていることから三黄瀉心湯と呼ばれます。のぼせや興奮，イライラ，怒り，目の充血，口渇など(いわゆる熱証)を鎮める瀉剤の1つとされます。慢性的な便秘を訴え，赤ら顔，イライラがあり，舌所見で舌に黄苔があればまずこれを選択しましょう(図4)。比較的短時間で効果が得られる方剤です。

### 五苓散

　五苓散は沢瀉，朮，茯苓，猪苓，桂皮の5種類の生薬で構成されています。このうち4つが利水作用の生薬が含まれており，利水剤の代表といえましょう。
　私が個人的に五苓散を最も愛用するのは二日酔いの頭痛です。宴会の予定があらかじめわかっていれば，その1日前から五苓散を予防的に内服しておくと，二日酔いを防ぐことができます。また小児には五苓散が適合しやすく，遠足で車酔いをしやすい小児は，遠足の前日から五苓散を予防内服しておくことで車酔いになりにくくなります。五苓散は顆粒製剤のみ

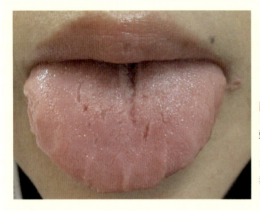

図5 五苓散が適応となる舌
この患者さんは低気圧のときに頭痛，めまいを訴えることが多く，受診しました。舌には見事なまでに歯痕を認めますね。水毒の所見であり五苓散が著効しました。

ならず錠剤もありますので，粉薬が苦手な小児でも安心して内服することができます。五苓散の興味深い生理学的機序として水輸送チャネルであるアクアポリン（aquaporin；AQP）を介する働きが注目されています[9]。脳にはAQP4が多く分布しており，五苓散は脳浮腫の改善を期待できるとされ，脳神経外科領域では脳浮腫や慢性硬膜下血腫にも応用されています。私は実臨床で"低気圧時の頭痛"を訴える患者さんに使用することが多いのですが，この低気圧時の頭痛は微小な脳浮腫が関係するともいわれています。慢性的な低気圧時の頭痛を訴える人は水毒体質を認めることが多いため，問診でむくみやすいか，めまいを起こしやすいかなどを必ず一緒に確認するようにします。そして舌診で舌のむくみを一緒に確認するとよいでしょう（図5）。日本は湿気が多い環境であるため，水毒体質の患者さんが多く（筆者もそうです），五苓散の親和性が良好な患者さんは潜在的に多く存在すると思われます。

文献
1) Arai M, et al：Rikkunshito improves the symptoms in patients with functional dyspepsia, accompanied by an increase in the level of plasma ghrelin. Hepatogastroenterology 59：62-66, 2012
2) Suzuki H, et al：Randomized clinical trial：rikkunshito in the treatment of functional dyspepsia-a multicenter, double-blind, randomized, placebo-controlled study. Neurogastroenterol Motil 26：950-961, 2014
3) 花輪寿彦：漢方診療のレッスン 増補版．金原出版，p407，2003

4）松田正：急性疾患にすぐ効く"特選"漢方薬．日経 BP，2023
5）岡田定：内科医の私と患者さんの物語―血液診療のサイエンスとアート．医学書院，pp58-61，2021
6）山本巌，他（監）：中医処方解説．医歯薬出版，p79，1982
7）土倉潤一郎：おなかの疾患④ 消化器疾患の術後．G ノート 6：58-64，2019
8）大納修嗣：漢方薬「補中益気湯」の Natural-Killer 細胞活性に及ぼす影響．アレルギー 37：107-114，1988
9）礒濱洋一郎：五苓散の利水作用―アクアポリン機能調節．薬学雑誌 126：70-73，2006

機能性疾患は腹診でみよう

# 月経困難症・過敏性腸症候群

## 血虚

　本症例は，当時勤務していた病院の外科医からコンサルテーションがあった患者さんです。どうアプローチし，どう治療したらよいでしょうか。

　まず，外科医からの紹介状を転載します。

### 症状経過・治療経過

〇年〇月に急性虫垂炎の手術をした方です。虫垂炎所見のわりに腹腔内全般に膿瘍が広がっていることが印象的でした。術後入院中に発熱が遷延し，新型コロナ感染が顕在化して隔離となりました。炎症データも全身状態も軽快して，退院となったのですが，その後も右側腹部の痛みがときどき出現し外来でフォローしています。術者としては，遺残膿瘍がないか，虫垂断端が破綻ないかなどを心配しているわけですが，血液データも正常でCT画像上も膿瘍貯留なく，腹腔内に腹痛の原因となるような炎症性の病巣をつかめずにいます。それらの疑いを払拭したわけではないのですが，他の原因も広く探索しています。

私の手技ではCarnett sign 陰性でした。

痛みが右側臥位，そして歩き出すときに出現しており，2/29 整形外科コンサルトしています。右変形性股関節症の診断を疑っていただき，経過観察となりました。

その他，内視鏡では器質的な病変はないものの心窩部から臍周囲の違和感も訴えています。

お知恵をお借りできますでしょうか？　お忙しいなかよろしくお願い申し上げます。

**症例**　40代女性

**主訴**　右下腹部痛

**現病歴**　紹介2か月前に腹痛で当院救急搬送。虫垂炎の診断で外科入院。術後から右下腹部痛が続きます。外科医から大建中湯を処方され内服しましたが，下痢になるため中断しました。画像検索しましたが明らかな異常は指摘されませんでした。入院を希望しています。

182　第2章　漢方フィジカル

**既往歴** 適応障害，*Helicobacter pylori* 除菌済。ボルチオキセチン臭化水素酸塩を内服後，嘔気と発熱あり

**そのほか** 大学入試の際には過換気となる。就職後も朝礼時に倒れることあり。中学は美術部。高校は帰宅部。修学旅行で具合が悪くなったことがある。仕事は休職中。休職前は経理職に従事。過去に漢方薬（詳細は不明）で，むくみが出て，血圧が上がったことがある

**西洋フィジカル** 色白で華奢な体型，四肢は冷たい。

血圧 90/60 mmHg，脈拍 56 回/分，体温 36.3℃，呼吸数 16 回/分，SpO$_2$ 98%（室内気）

腹部は平坦，軟，右下腹部に圧痛あり，腹部膨満あり，少し触っただけでも痛みで顔をしかめる。

# 症例へのアプローチ

　虫垂炎の手術後から 2 か月続く下腹部痛の患者さんです。すでに血液検査や画像検査は実施され，腹腔内に明らかな炎症はないことが確認されています。構図としては"慢性・再発性の下腹部痛"になります。慢性・再発性の腹痛の鑑別診断は，すでに器質的疾患の項で述べましたが，重要なので再度述べましょう。ACNES は不定愁訴になりやすい病気ですので，紹介された時点で Carnett sign を確認するとよいでしょう（本症例ではコンサルト元の外科医が Carnett sign を確認しています）。

　器質的な疾患を積極的に支持する所見が乏しい場合は，機能性疾患を考慮して患者さんの背景にある病態に思いを馳せましょう。中学は美術部で高校は帰宅部，社会人になった後も過換気で倒れたことがあるといいます。過去には SSRI の内服歴があり，以前に心療内科に通院したことがあるのでしょう。気鬱の存在がうかがわれます。SSRI で嘔気や微熱が出たという情報からは，薬剤に対して過敏な体質ではないかと想像できます。血圧が 90 台と低値であり，入社後も朝礼で倒れたことがあるとのことから，おそらく思春期のころは起立性調節障害などで大変だったのではないだろうか，月経困難症はないだろうか，などが頭によぎります。色白，華奢な体型から，西洋医学的な治療で攻めるよりも，体を温める方剤を使った治療を検討したくなります。

# 漢方フィジカルへのアプローチ

　体質の把握は陰陽・虚実・気血水，それに望診，問診，切診で患者さんの証を把握することで，漢方薬の選択につなげます。
　バイタルサインでは血圧の低値を認めますが，循環動態は安定しています。右下腹部の圧痛を認めますが，腹腔内に炎症はなく，かつ Carnett sign も陰性です。もともと過換気症候群で SSRI の内服歴があり，気鬱の存在が示唆され，陰・虚の状況と判断します。
　望診では，色白で面長，ほっそりとした柳腰の体型からは，竹久夢二の描く美人女性が思い起こされます(図1)。四肢は冷たく血虚の状況です(冷えのType Ⅱ)。おそらく腹痛は血虚を背景とした冷えが原因なのではないでしょうか。冷えや月経に関する問診を掘り下げ，胃腸症状について確認してみたくなります。

　Dr 月経前後の状況について教えてください。
　Pt 経血量は多いですね……。月経前は気持ちが落ち込んで，出社できないこ

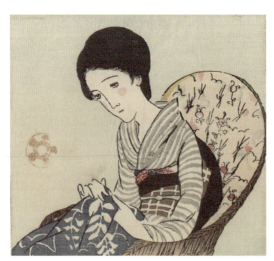

図1　竹久夢二証
〔国立国会図書館：NDL イメージバンクより〕

ともあります。婦人科を受診したのですが，小さな子宮筋腫を指摘されました。

**Dr** 胃や腸の不調はありませんか？

**Pt** なんでわかるのですか……。実は腸の調子がすぐれないのですよ。普段から下痢と便秘を繰り返しています。手術の影響かと思っていたのですが，子どものころから胃腸は弱いのです。おへその周りが冷えることが多いです。

**Dr** 体の冷えはいかがですか？

**Pt** 常に冷えています。冬場はしもやけができますね……。朝起きるのがつらく，出社するときいつも身体がだるいんです……。

　上記のやり取りから，患者さんには血虚の存在が濃厚であると感じました。しもやけの情報からは冷えの存在を認知します。下痢と便秘を繰り返すということは，過敏性腸症候群の素因もあると思われます。西洋のフィジカルでは腹部膨満を認めており，慢性下痢/便秘との関連があると思われます。

# 漢方フィジカル

- 色白で，虚証。
- 脈は沈，弱で，胖大舌，歯圧痕あり，舌下静脈怒張はなし。
- 腹診は，腹力弱く，心下痞硬あり，胸脇苦満なし，臍を中心に上下腹部の冷えが強い(臍＞下腹部＞上腹部)，臍傍圧痛なし。

　病歴と腹診の結果をまとめると表1のようになります。

表1　病歴と腹診の結果

| 病歴 | 2か月前から右下腹部痛 |
|---|---|
| 望診 | 色白で華奢な女性，竹久夢二証 |
| 問診 | 月経血量は多く，月経前後の気分の落ち込みあり<br>下痢/便秘を繰り返す，慢性的な腹部の冷えあり<br>冬場のしもやけあり，以前漢方薬を飲んだらむくみと血圧が上昇した |
| 舌診 | 胖大舌あり，舌縁に歯痕あり |
| 腹診 | 腹力弱，心下痞硬あり，臍を中心に腹部の冷えあり |

月経困難症・過敏性腸症候群　185

これらの所見より，患者さんは血虚に水毒を合併した状態と判断しました。

# 漢方方剤のアプローチ

心下痞硬と臍周囲の冷えは脾虚に矛盾しません。冷えが腹痛，下痢/便秘の悪化を招いているのは明らかです。四肢の冷えとしもやけがあり，竹久夢二証からは，血虚の存在が濃厚です（➡次頁「症例の考察」で詳述）。

舌診所見からは，水毒の合併が見て取れ，西洋医学的には，月経困難症や過敏性腸症候群を考える病態です。血虚と水毒を改善させる方剤を選択するのが妥当であろうと考えました。

また，以前，漢方薬を内服したら浮腫や血圧上昇があったとの情報は重要です。おそらく甘草を含んだ方剤による偽性アルドステロン症を発症したのでしょう。ということは，この患者さんには甘草を構成生薬とする漢方は処方しづらいことになります。

また，私に紹介される前に，外科医から大建中湯が処方されていましたが効果は感じられないと話していました。お薬手帳を確認したところ，処方されていたのは7.5 g/日と少ない量であり，十分な薬効が得られていなかった可能性がうかがわれました。臍を中心としたおなかの慢性的な冷え，腹部膨満，冷えによる下痢/便秘は，大建中湯を使用する根拠になります。大建中湯は腸管を温めてくれますが，月経に関連した下腹部痛や水毒の改善効果は乏しいため，竹久夢二証も参考に当帰芍薬散を併用しました。大建中湯を 15 g/日に当帰芍薬散を 7.5 g/日併用し，入院のうえ連日腹診を行いました。

# その後の経過

漢方を導入後，連日腹診し，入院第4病日には腹痛は消失しました。"おなかが温まって手足もポカポカして楽になりました"と笑顔で報告してくれました。

# 症例の考察

　血虚の女性で，四肢末端の冷えがあり，月経前症候群など月経に関連した諸症状があることから，当帰芍薬散がフィットする臨床像と考えました。消化管術後で臍周囲の冷えと腹部膨満も随伴していたことから，大建中湯も併用し，両者の漢方を併用することで冷えから脱却し，腹痛の改善も得られました。

　この患者さんは，心療内科にうつ病で通院したこともあったそうですが，西洋薬が体に合わず，つらい思いをしたそうです。さらに，甘草を含む漢方で以前に浮腫や血圧上昇を呈したことから，甘草を構成生薬に含まない漢方を選ぶ必要がありましたが，幸い当帰芍薬散も大建中湯も甘草を含まないため，安全に使用できました。

　ちなみに，竹久夢二証は当帰芍薬散証ともいわれています，巷では当芍美人という表現もあるほどです。当帰芍薬散の主薬である当帰には，妻が婦人病を患いやつれはてたために，夫が家を出てしまい，悩んだ妻が人から教えられたある薬草の根を煎じて毎日飲んだところ，病気が治り，夫が戻ってきたことから，その薬草を「当帰」（まさに夫に帰るべし）と呼ぶようになったという中国の故事があります。体を温め，血の滞りを去る効果がある薬として，婦人病によく使われています。

　本症例を通じて，体の冷えを問診により明らかにし，証に応じた漢方を処方するのが大切であることがわかりました。特に精神不安を有する若い女性の多くは，血虚＋水毒体質がありますので，病歴で心療内科に通院していた，過換気症候群で救急搬送された，パニック障害の既往がある，などの情報をキャッチしたら，積極的に漢方フィジカルを取りに行く姿勢が重要です。

月経困難症・過敏性腸症候群　　187

| コラム |

# 不定愁訴に隠れた貧血に介入する

　あれは2年ほど前の寒い冬だったと思う。午前7時ごろ，あと1時間ほど待てば常勤の救急医が到着する時間だった。病院の職員食堂で朝ごはんを食べようとした瞬間，救急看護師から電話が入った。

　"先生。〇〇駅のホームで苦しんでいる若い女性患者さんの収容依頼です。診察をお願いします"

　救急看護師の声は，朝早いことも影響してか元気だった。眠気は吹っ飛び，私は"どうぞ！"と答えた。その数分後に患者さんはストレッチャーで搬入された。

### 患者さんの概要
　20代女性。"息を吸うのが苦しい"という主訴である。総合病院に勤務する看護師。午前7時ごろ，職場に向かう途中の〇〇駅で電車を待っていたところ，急に冷汗が出て，喉が苦しくなり，息がしづらくなった。ホームの椅子に腰かけて休んでいたところを駅員に発見され，救急要請となった。既往歴に月経困難症があり，婦人科クリニックからピルを処方されている。たいてい月経の数日前からひどい頭痛があるそうで，ロキソプロフェンナトリウム水和物も処方されていた。
　バイタルサインは，血圧131/83 mmHg，脈拍90回/分，呼吸数28回/分，体温36.3℃，$SpO_2$ 99%（室内気）。パッとみた印象は，やせ型の色白女性。つらかったのか涙を流していた。
　一通り top to bottom で診察する。
　頭頸部：結膜貧血なし，黄疸なし，頸静脈怒張なし。
　胸部：呼吸音：清，心音：純，心雑音なし。
　腹部：平坦かつ軟，圧痛なし。四肢の腫脹やチアノーゼなし。
　一緒に診療していた研修医はサクサク検査をオーダーしている。おいお

い，オーダーする前に，患者さんの話をよく聞いてくれよ……と言いたくなるのをこらえて，私は患者さんに話を聞いてみる。

"電車で待っている途中で息が苦しくなって意識が遠のいてきたのですね。それは本当につらかったですね。もう大丈夫ですからね"と安心してもらう。これがまずは一番大切。

病歴からパニック発作の症例だろうということはなんとなく想像がつく。このように比較的急性経過の呼吸困難や冷や汗を訴える若い女性（特に閉経前の女性）をみたら，パニック発作を想起するのは難しくない。一般に，救急室診療では，見逃すと致死的な病態から想起すべきであり，糖尿病性ケトアシドーシス，肺塞栓，中毒，敗血症や甲状腺機能亢進症などの内因性疾患をちらっと頭の片隅において検討する慎重さは欲しい。だが，その一方で，長年臨床をしているとパニック発作の患者さんには独特なゲシュタルトがあり，熟練の臨床医はみた瞬間，診断に至ることが多いと思われる。ところが，「パニック発作＝心療内科・精神科」という構図があまりに定着しているため，致死的な病態が除外された後は，内科医にマネジメントがゆだねられることは少なく，心療内科医や精神科医へ診療がバトンタッチされる。そのアクション自体を責めるわけではないが，多忙な救急室においても治療可能な内因性疾患を想起する余裕が欲しい。

治療可能な内因性疾患？　この患者さんにおいて，それは何だろうか。

## 治療可能な内因性疾患とは一体？

ここで私は患者さんに問診を追加する。これらは一見パニック発作に関連の薄い内容かと思われるだろうが，そんなことはない。ある病気に共通してみられる症状なのである。

"ひょっとして雨が降る数日前とか台風が来たりすると，体の不調を感じることが多いのではないですか？"

色白の彼女は怪訝な顔をして，私に"はい……"と答える。

さらに聞く。

"喉の奥に梅干しが引っ掛かったような違和感はありませんか？"

さらに怪訝な顔をして，"はい，よくありますが……それが何か？"

"夜間寝ているとよく下肢にムズムズ感を自覚しませんか？"

"手足はよく冷えませんか？"

ここまでくるとさすがの患者さんも訝しげな表情で私の顔を覗く。

"先生，一体何者なんですか？　私，ずっとその不調で困っていたのですけれども……"

もはや彼女は私のことを医師とは思えないようだ。どこぞの占い師とでも思っているのだろうか。彼女だけではない。横で聞いていた初期研修医も，私の攻める問診を聞いてポカンとしていた。さあ，私はなんの病気を疑っていたのだろうか。

そうこうしているうちに患者さんの血液検査結果が返ってきた(表 1)。貧血や甲状腺機能異常はなさそうだ。一見すると正常のように見える。ある 1 つの項目を除いて……。

## 隠れ貧血の認知(非貧血型鉄欠乏症)

本症例のように，救急室でパニック発作を訴えて受診する患者さんの多くは，平素，倦怠感や動悸・めまいなどで悩んでいる場合が多い。他院ですでに血液検査が行われ，貧血や甲状腺疾患のスクリーニングは済んでおり，大概は血液検査の異常はないと説明を受けている。だが，これで診療を終えてはならない。一歩踏み込んで，貧血はなくても，鉄欠乏(non anemic iron deficiency；NAID)の可能性はないだろうかと考えてほしい[1]。

NAID を示唆する臨床症状を表 2 に示す[6]。具体的には，これらの症状をパッケージにして積極的に問診する(山中克郎先生の言葉を借りるなら，"攻める問診をする"のである)。そして，病歴聴取から鉄欠乏が疑われれば，次に行うのはフェリチンの測定だ。フェリチン値が 50 ng/mL 未満であれば，潜在性鉄欠乏症(隠れ貧血；NAID)と診断し，フェリチン＞50 ng/mL を目標に経口にて鉄補充を行うのがよい[2]。本症例はなんと 4 ng/mL と貯蔵鉄が枯渇している状況であった。フェリチンの基準値をいくつに設定するかはいろいろと議論があるが，25 ng/mL 未満で鉄欠乏，15 ng/mL 未満で鉄は枯渇していると判断する。

表1　血液検査所見

| 検査項目名称 | 結果値 | 基準値 |
| --- | --- | --- |
| LD | 138 U/L | 115〜245 |
| AST〔GOT〕 | 14 U/L | 10〜40 |
| ALT〔GPT〕 | 8 U/L | 5〜45 |
| ALP | 45 U/L | 38〜113 |
| γGTP | 12 U/L | 45 以下 |
| CK | 70 U/L | 45〜210 |
| 尿酸 | 3.4 mg/dL | 2.5〜7.0 |
| 尿素窒素 | 10 mg/dL | 8〜22 |
| クレアチニン | 0.76 mg/dL | 0.47〜0.79 |
| eGFR | 75 mL/分 | |
| カルシウム | 9.4 mg/dL | 8.7〜11.0 |
| 無機燐 | 2.7 mg/dL | 2.5〜4.6 |
| 総ビリルビン | 0.5 mg/dL | 0.2〜1.1 |
| 総蛋白 | 7.0 g/dL | 6.7〜8.3 |
| アルブミン | 4.2 g/dL | 3.8〜5.3 |
| ナトリウム | 141 mEq/L | 135〜147 |
| クロール | 106 mEq/L | 98〜108 |
| カリウム | 3.9 mEq/L | 3.6〜5.0 |
| 血糖 | 92 mg/dL | 70〜109 |
| CRP 定量 | 0.02 mg/dL | 0.30 以下 |
| 乳び | （−） | |
| 溶血 | （−） | |
| 黄疸 | （−） | |
| フェリチン | L　　4 ng/mL | 5〜152 |
| HCO3 | 24.1 mmol/L | 22.0〜26.0 |
| TSH | 1.312 μIU/mL | 0.350〜4.940 |
| F−T4 | 1.03 ng/dL | 0.70〜1.48 |
| 血算 5 種入力セット | | |
| 白血球数 | 6090/μL | 3500〜9100 |
| 赤血球数 | 466 万/μL | 376〜500 |
| 血色素量 | 13.2 g/dL | 11.3〜15.2 |
| ヘマトクリット値 | 41.1% | 33.4〜44.9 |
| MCV | 88.2 fL | 79〜100 |
| MCH | 28.4Pg | 26.3〜34.3 |
| MCHC | 32.2% | 30.7〜36.6 |
| 血小板数 | 21.2 万/μL | 13.0〜36.9 |

月経困難症・過敏性腸症候群　191

## 表2 鉄欠乏の問診

- 硬いものをかみたくなる(氷・飴・スルメ)
- イライラしやすい
- 憂鬱,不安
- 髪の毛が抜けやすい
- あざができやすい
- 冷え性
- 月経前に不調になる
- 疲れやすい,動悸,息切れ
- 頭痛,頭重感,めまい,たちくらみ
- 夕方～夜に足がムズムズ,眠りが浅い
- 爪に丸みが少ない
- 爪が割れやすい,軟らかい
- 歯茎から出血しやすい
- 喉に不快感,飲み込みにくい
- 胃腸の不調

　驚くべきことに,鉄欠乏はパニック障害の発症と関連するとの報告があり[3],鉄補充でパニック障害が改善された報告もある[4]。本邦の多くの心療内科医・精神科医は血液検査を行わずに,認知行動療法や薬物療法を導入することが多いと思われるが,ここにピットフォールがある。要するに鉄欠乏が認知されにくい現実があるのだ。鉄補充で精神症状が改善される可能性があるのであれば,これを治療しない手はない。

　さらに付け加えると,鉄補充のみでは十分な症状緩和を図るのは正直なところ厳しいというのが私の実感である。ここで漢方診察の登場である。実は,漢方医学的に鉄欠乏の患者さんは,"血虚"の証を示す場合が多い。漢方薬は女性に親和性が高いといわれるが,その理由の1つに漢方治療で"冷え"が改善される点が挙げられよう。したがって"冷え"を伴う患者さんでは,"血虚"を見抜く視点が重要であると私は感じている。

### 私の実践

　私の個人的なプラクティスを紹介する。呼吸困難や冷汗で受診した本症例のような若年女性の場合は,まず緊急治療を要する器質的疾患がないことを説明して安心してもらう。そこで鉄欠乏を示唆する臨床症状を丁寧に問診しつつ,血虚の存在を漢方医学的診察(脈診・舌診・腹診)にて確認する作業を常とする。

　血虚証では,四肢末端の冷えを訴えることが多く(瘀血証では上熱下寒が多い),経験的に水毒の合併が多いため,舌診で胖大舌や舌縁に歯痕がみられるかどうかもチェックする(余談であるが,四肢の冷えを有し,低気圧の到来前に頭痛やめまいがつらいと訴える患者さんは,今回のように

192　第2章　漢方フィジカル

色白の雪女のような美女が多い。これは，血虚に水毒が合併した好例で，当帰芍薬散が著効する）。血虚が疑われたら，血虚の経穴（三陰交，血海）をやさしく押して体が温まるか，楽になるかどうかを聞く。なお，この経穴押しは，尿路結石の除痛に志室の圧迫が有効であるという過去の報告[5]を，血虚証の患者さんに当てはめてみた試案である。これら診察を経て，血液検査でフェリチンが 50 ng/mL 未満を確認したら，"鉄欠乏を伴う血虚"と判断し，経口鉄補充に加えて，証に応じた漢方薬を投与することで，血虚の改善を図る。

　救急室で初療にあたる医師は患者さんの訴えと証から"血虚"を見抜き，精神科や心療内科に紹介して終わりにするのではなく，余裕があれば漢方治療を標榜している内科医のもとへつなげていただきたい。

　最近，私は漢方薬に鍼灸を併用し，冷えや不安などの精神症状が改善された症例を複数経験した。新型コロナウイルス感染後の倦怠感や brain fog（long COVID）で悩む女性の多くは血虚であり，従来の西洋医学的治療で効果が得られない場合，患者さんの証にフィットした漢方薬と鍼灸を併用することで，QOL の改善が期待できると感じている。

　つらい症状を訴えて救急室や内科外来を受診する女性は多い。多くは血液検査や各種画像検査を行っても明確な異常がなく，医師から"心配ありませんよ"と言われ帰宅を指示される。しかし，帰宅後も症状がよくならない患者さんは，ドクターショッピングを重ねることとなる。鉄欠乏のプレゼンテーションは実に多彩である。頭痛，めまい，咽喉頭異常感，胸部不快感，便秘/下痢，むずむず脚症候群（restless leg syndrome；RLS），下肢のぴくつき（periodic limb movement syndrome；PLMS）など，複数の臓器にまたがる症状を呈する。本邦では NAID の認知度が低く，NAID 診療に疎い医師に受診した場合，上記症状に対して対症療法が続けられる危険性をはらんでいる。一般外来や救急室で診療を担当する医師は，鉄欠乏を認知し，"血虚"を認めた場合は，経口鉄補充と証に応じた漢方を併用することで患者さんの QOL の改善を目指したい。

　診療のセッティングを問わず，女性の多臓器にまたがる愁訴をみたら，まずはフェリチンの測定と血虚（＋水毒）の有無を確認する作業から始めたい。救急室や内科外来で NAID の患者さんを適切に拾い上げていただける

ことを願っている。

文献
1) Pratt JJ, et al：Non-anaemic iron deficiency-a disease looking for recognition of diagnosis：a systematic review Eur J Haematol 96：618-628, 2016
2) 宮内倫也, 他：対話で学ぶ精神症状の診かた. 南山堂, 2019
3) 目黒浩昭, 他：鉄欠乏によると思われたパニック症の1例. 日本プライマリケア連合学会誌 45：59-61, 2022
4) 今村幸嗣, 他：貧血のない鉄欠乏を伴うパニック障害が鉄剤補充のみで改善した1例. 精神医学 60：1037-1040, 2018
5) 武田宗和, 他：救急外来診療における尿管結石疝痛発作に対する指圧による治療経験. 日臨救急医会誌 24：425-428, 2021
6) 奥平智之：マンガでわかる　ココロの不調回復　食べてうつぬけ. 主婦の友社, 2017

機能性疾患は腹診でみよう

# 過敏性腸症候群

## 脾虚

　今回，紹介する患者さんは，思春期の男児です。この子の母親が私の外来に，めまい，頭痛，機能性ディスペプシアで通院していました。最近，母親から"息子が学校に行かない，おなかが痛いっていうの。先生，診てくれませんか"と相談がありました。
　母親の相談内容は以下の通りです。

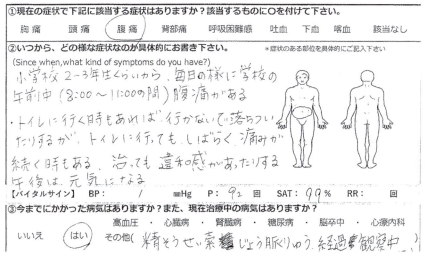

男児の問診票

**症例** 10 代男性

**主訴** 登校前の腹痛

**既往歴** 精索静脈瘤（5 歳）

**現病歴** 3 年前から毎日のように学校の午前中に腹痛を自覚する。トイレに行って排便すると楽になることもあるし，痛みが続くこともある。朝は弱く，学校に行くまでが大変だが，午後は元気になる。

**西洋フィジカル** 血圧 120/63 mmHg，脈拍 92 回/分，体温 36.3℃，呼吸数 16 回/分，SpO₂ 99%（室内気）

結膜貧血なし，黄疸なし，腹部は軟，圧痛なし

## 症例へのアプローチ

　思春期男子の腹痛症例です。漢方を勉強して治療に応用していると，このようにご家族からの相談をいただく機会が増えてうれしく感じます。友人の吉永亮先生が，"漢方医をしていると職員から家族の健康相談をよく受けます"と言っていたのを思い出します。

　この患者さんの病歴で特徴的なのは，朝が弱い，午後になると元気になるという点です。これは起立性調節障害を示唆する病歴です。また排便前に腹痛を自覚する点からは，便秘型過敏性腸症候群の合併もうかがわれます。若い患者さんですし，西洋薬よりも，体質に合った漢方薬を使用したくなります。

## 漢方フィジカルへのアプローチ

　体質の把握は陰陽・虚実・気血水，それに望診，問診，切診で患者さんの証を把握することで，漢方薬の選択につなげていきます。

　バイタルサインは頻脈を認めますが，血行動態は安定しています。西洋フィジカルでは腹部の圧痛は判然としないようです。問診を加えることで体質を把握していきます。本人はまだ小学生ということもあり，付き添いの母親に聞いてみました。

**Dr** 学校には行けるのですか？

**母** 朝起きるまでに時間がかかります。午前中たいていおなかが痛くなって，授業中とかもトイレに行っちゃうみたいです。午後になると元気になって放課後帰宅してからは元気にしてますね。

**Dr** 普段から寒がりですか？

**母** ああ，着込んでいることが多いですね。お風呂が大好きで，いつも湯船につかっています。

**Dr** お通じはいかがですか？

**母** 冷たいものを飲むとたいてい下痢しますね……。だからあんまり冷たいものを飲もうとしないようです。使い捨てカイロをおなかに貼っていると体調がいいみたいです。

　患者さんには冷えの存在が濃厚でしょう。冷たいものを食べると下痢をする，使い捨てカイロを張るとおなかが楽になるという点からも，冷えが腹部症状の悪化要因になっていると考えてよさそうです。過敏性腸症候群の素因があるのでしょう。朝弱く，午後になると元気になるエピソードからは起立性調節障害の併存もあるといえます。

　総じて，陰・虚証で，冷えによって悪化する腹部症状から，脾虚の存在を疑います。

# 漢方フィジカル

- 活気は乏しく虚証。
- 脈は沈，弱で，四肢は冷たい。
- 胖大舌なし，歯圧痕なし，舌下静脈怒張は軽度。
- 腹診は，腹力弱く，心下痞硬なし，胸脇苦満なし，腹直筋攣急あり（図1）。

　さて，どこが異常かわかりますか？　ちょっとわかりにくいかもしれませんね。横から見た写真も供覧してみましょう（図2）。さてわかりますか。

　図2の矢印で示したのは腹直筋です。腹直筋が硬く突っ張っている状態が見て取れます（二本棒ともいいます）。この所見は腹直筋攣急で，小建中湯を使用する目標になります。

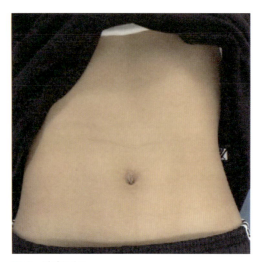

図1 腹部所見

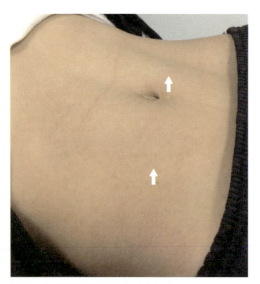

図2 腹部所見(横から見た写真)
腹直筋(矢印)。

表1　本症例の病歴と腹診

| 病歴 | 朝を中心とした腹痛，午後になると元気になる |
| --- | --- |
| 望診 | 朝は元気がない |
| 問診 | 朝起きるまでに時間がかかる，普段から寒がりで，着込んでいることが多い お風呂が大好きで，いつも湯船につかっている，冷たいものを飲むと下痢する，使い捨てカイロをおなかに張ると体調がよい |
| 腹診 | 腹力弱，腹直筋攣急あり |

病歴と腹診の結果をまとめると表1のようになります。

これらの所見より，患者さんは脾虚の状態（冷えの TypeⅠ）と判断しました。

## 漢方方剤のアプローチ

本症例は，ほぼ迷わず，漢方方剤を選択できました。虚弱体質の慢性腹痛，腹直筋攣急より，小建中湯証と考えたのです。

## その後の経過

外来で小建中湯 10 g/日を導入し，2 週間後の外来では"朝も起きられるようになった"とうれしい報告。さらに 1 か月継続して内服してもらったところ，"学校でおなかが痛くなる回数が減った"と笑顔で報告してくれました。しかも，"あの漢方は飲みやすいね，先生！"と嬉しそう。今は 2 か月に 1 回お母さんと一緒に外来に来ています。

## 症例の考察

虚弱体質の小児で，脾虚があり，腹診所見が決め手となり，小建中湯の導入で体質改善・腹痛の緩和を図ることができた症例でした。

小建中湯は"子どもを癒す漢方"ともいわれます[1]。虚弱体質の脾虚患者さんに頻用されますが，実は起立性調節障害を伴った場合にも有効といわれています。構成生薬に膠飴が含まれているため，甘いのが特徴で，無理なく内服を継

続できるのもよい点です。

文献
1) 中島俊彦. 小建中湯〜お子さんに使える漢方薬のファーストチョイス〜. チャイルドヘルス 2022；25(3)：50-52

機能性疾患は腹診でみよう

# 慢性便秘症

## 瘀血

　これまで虚の症例を 3 例続けて紹介してきましたので，次は瘀血の症例を提示します。

　今回紹介する患者さんは，下腹部痛とひどい便秘で私の外来を受診しました。

**症例** 40 代女性

**主訴** 下腹部痛

**患者背景** 4 歳，6 歳の子どもと夫の 4 人暮らし，夫と施設を経営しており，多忙な毎日を過ごしています。

**現病歴** 中学生のころから便秘でセンナを飲んでいました。年々便秘がひどくなり，今はビサコジルを 23 錠/日飲んでいます。最近になって仕事が多忙で，食生活も不規則になり，下腹部痛が悪化してきたため外来を受診しました。

数か月前に他院で CT を撮像しましたが，腹部に異常はありません。

**既往歴** 不眠症でゾルピデム酒石酸塩を常用しています。

**西洋フィジカル** 眼の周りにクマがある，頬にはニキビあり，イライラした感が伝わってくる

血圧 120/60 mmHg，脈拍 63 回/分，体温 36.3℃，呼吸数 16 回/分，$SpO_2$ 97%（室内気）

腹部は下腹部正中に自発痛あり，左下腹部に圧痛あり

201

# 症例へのアプローチ

　壮年女性の便秘症例です。昨今便秘の患者さんは老若男女問わず増えてきている印象です。食生活の欧米化や生活環境の変化など要因は多数ありますが，便秘の患者さんをみたら一度は器質的疾患の存在を疑ってください。一親等以内の家族に大腸がんを発症していたら，大腸内視鏡検査を勧めます。便潜血検査は簡便で感度もよく，スクリーニングには適していますが，大腸がんの家族歴を有する便秘の患者さんを診たら，一度は大腸内視鏡検査を行いましょう。

　今回は若い女性ですし，大腸がんの家族歴の情報はなく，少なくとも大腸内視鏡検査を急ぐ状況ではなさそうです。しかし，ビサコジルを 23 錠は飲みすぎです。どうにか便秘を改善させたいと思いますが，みなさんはどう対応しますか。これは意見が分かれそうですね。生活習慣の是正に加えて，薬剤を選択するとすれば，西洋薬なら酸化マグネシウムやポリエチレングリコールなどの浸透圧性下剤を使用したり，最近市場に出回っている新規の便秘薬(上皮機能変容薬)を検討する方もいるでしょう。

　それでは，患者さんが漢方を飲んでみたいと言ったら，どう対応しますか。

# 漢方フィジカルへのアプローチ

　体質の把握は陰陽・虚実・気血水，それに望診，問診，切診で患者さんの証を把握することで，漢方薬の選択につなげていきます。

　すでに西洋フィジカルで記載があるように，診察室に入るやいなやイライラしています。問診を追加しました。

　**Dr** 肩こりとか頭痛はありませんか？

　**Pt** はい，あります，仕事が忙しくてストレスが多いのもあるのかな。

　**Dr** 生理痛は強くない？

　**Pt** めちゃ強いです，塊がすごいです，量がえげつないです。婦人科を受診しましたが，子宮・卵巣に異常ないっていわれました。

　**Dr** 足が冷えない？　頭はのぼせない？

　**Pt** なんでわかるんですか，足が冷えます，頭はカッカしてます。

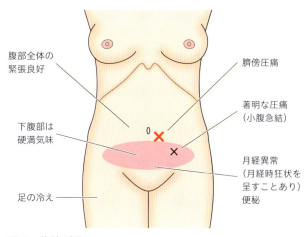

図1 腹診所見

　このやり取りから，患者さんに冷えの存在があることがわかります。冷えは下肢に強く，頭はカッカし，月経痛が強いことから，瘀血の所見と考えられます。便秘も瘀血に関連した症状と考えると，瘀血病態で一元的に説明可能です。したがって漢方フィジカルでも瘀血の所見を積極的に探しに行くことが求められます。

## 漢方フィジカル

- 活気がありイライラしている。
- 胖大舌なし，歯圧痕なし，舌下静脈怒張あり。
- 腹診は，腹力あり，左下腹部に著明な圧痛＝小腹急結あり，臍傍圧痛(セイボウアッツウ)あり，下腹部は硬く張っている。
- 足の冷えあり。

　病歴と腹診の結果をまとめると図1と表1のようになります。
　これらの所見から，瘀血（冷えのTypeⅢ）を背景とした高度便秘症と診断しました。

慢性便秘症　203

表1 本症例の病歴と腹診の結果

| 病歴 | 中学生のころから便秘でセンナを飲んでいた |
|------|------|
| 望診 | 眼の周りにクマがある，頬にはニキビあり。イライラした感が伝わってくる |
| 問診 | いつもイライラし，ストレスが多く，肩こり，頭痛，不眠がある。月経痛が強い。 |
| 腹診 | 腹力あり。小腹急結あり。臍傍圧痛あり |

# 漢方方剤のアプローチ

　漢方所見として瘀血が強く，シビアな便秘症があり，小腹急結と臍傍圧痛を認めたことから，桃核承気湯証と考え，この方剤を処方しました。

# その後の経過

　桃核承気湯5g　1日2回で朝・寝る前より開始し，1か月後の外来では，晴れ晴れとした表情で以下の報告がありました。

"便秘がとても楽になりました（ビサコジル23錠を10錠剤に減らせた）"
"足も温まってきました"
"夫と子どもにもイライラせず，仕事に行けています"

# 症例の考察

　本症例でも冷えを認めましたが，冷えの分布が下肢を中心としてむしろ上半身は熱くカッカしているとのことから，上熱下寒と判断し，瘀血の存在を考えました。さらに問診で肩こりや頭痛，月経痛，経血量が多いことを明らかにしたことから，便秘も瘀血に関連した所見と考えれば，瘀血を改善させる方剤（駆瘀血剤）を導入することで改善が期待されます。
　駆瘀血剤には桂枝茯苓丸を代表方剤として，大黄牡丹皮湯や桃核承気湯がありますが，今回は腹診で小腹急結を確認したことから桃核承気湯の方意と考え，これを処方したところ著効したわけです。この方剤の素晴らしいところは

便秘以外に肩こりや頭痛も軽減してくれる点が挙げられます。

　西洋薬で便秘に対応するのも悪くありませんが，本症例のように，瘀血という病態で一元的に説明できる場合は，西洋薬で粘るよりも漢方薬と生活習慣の指導で便秘の改善が期待できる可能性があります。便秘治療の方法論の1つとして押さえていただければ幸いです。

## 機能性疾患は腹診でみよう

# 慢性便秘症・精神不安

## 瘀血

　今回，紹介する患者さんは50代の女性です。排便時に左下腹部に差し込むような痛みがあり，問診票に詳細な経過が書かれていました。問診表に書かれた筆跡から，症状をなんとかよくしたいという思いが伝わってきます。私たちは，彼らの要望に応えるべく，常に研鑽を積んでいきたいものです。では，今回も考えていきましょう。

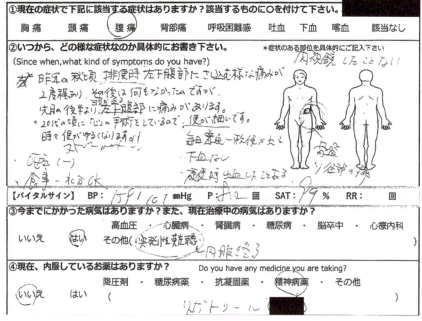

50代女性の問診票

**症例** 50代女性

**主訴** 便秘がつらい

**患者背景** 自宅で障害児の介護中

**既往歴** 痔核（20代〜），うつ病（クロナゼパム内服中）

**現病歴** 自宅で障害児の介護をしており，かなり疲弊が強いです。
来院半年前から左下腹部痛を自覚しました。来院2か月前から骨盤に重いような痛いような違和感があり，そのころから便秘になってきました。いつも身体の左側がすぐれないといいます。

**西洋フィジカル** 血圧 159/101 mmHg，脈拍 82回/分，体温 36.1℃, SpO₂ 96%（室内気）
腹部は下腹部正中に自発痛あり，左下腹部に圧痛あり。

## 症例へのアプローチ

　中年女性の便秘症例です。前項の症例といくつか共通点がありますね。左下腹部痛に便秘を随伴しています。自宅では障害児の介護に追われ，休む暇もなく，常にせっせと動いて介護している様子がうかがえます。介護疲れからうつ病を発症し，クロナゼパムが処方されているとのこと。夜間不眠もあるのかもしれません。

　このように精神不安に便秘を伴っている患者さんには，積極的に漢方薬の使用を考慮していきたいものです。そのためには，患者さんの証にフィットする薬を処方するために必要な情報を集めていく作業が必要です。

## 漢方フィジカルへのアプローチ

　体質の把握は陰陽・虚実・気血水，それに望診，問診，切診で患者さんの証を把握することで，漢方薬の選択につなげていきます。

　今回の患者さんは入室時，イライラする様子はありませんでしたが，むしろ介護で疲れているように見えました。

　問診を追加しました。

慢性便秘症・精神不安　　207

| Dr | 肩こりとか頭痛はありませんか？ |

| Pt | 頭痛も肩こりもすごくひどいです。体の左側が常に重たい感じなんです。 |

| Dr | 痔の既往があるようですね。 |

| Pt | はい。若いころから痔に悩まされています。 |

| Dr | 冷えはいかがですか。 |

| Pt | 足は氷のように冷たいです。年中。でも上半身は熱いですね。 |

| Dr | イライラはいかがですか。 |

| Pt | 障害のある子を介護していて，常に目が離せないため，イライラしています。 |

　患者さんの冷えは下肢に強く，頭はカッカし，痔の既往があることからも，瘀血の存在が強く示唆されます。便秘も瘀血に関連した症状と考え，瘀血病態で一元的に説明可能です。ただ精神的な不安が強く，焦る気持ちが強いようです。瘀血の身体所見は当然探しに行きますが，瘀血の所見以外に腹診で注目して探しに行きたい所見はありますか。

# 漢方フィジカル

- 浮脈・数脈，下肢は冷たく，上半身は温かい。
- 暗赤色，舌下静脈の怒張あり。
- 腹力あり，心下痞硬（シンカヒコウ）あり，胸脇苦満（キョウキョウクマン）あり，臍上悸（セイジョウキ）あり，左臍傍圧痛（サセイボウアッツウ）あり，小腹急結あり。

　舌診の所見を示します（図1, 2）。舌の右側は暗赤色に変色し，舌下静脈の怒張も高度です。

　腹診では，写真に示す通り臍傍圧痛（セイボウアッツウ）を認め，瘀血に矛盾しない所見です（図3）。

　また，臍の左上に手を置くと，腹部大動脈の拍動を触知し，臍上悸（セイジョウキ）あり。胸脇苦満（キョウキョウクマン）も認めたことから，これらはストレスを反映した所見と考えられました。不眠でクロナゼパムを内服している理由も腹診を通じて理解できます。

　病歴と腹診の結果をまとめると表1のようになります。

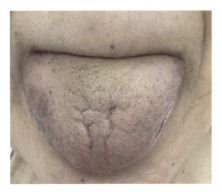

図1 舌診
右側が暗赤色に変色している。

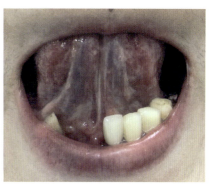

図2 舌診
舌下静脈の怒張がみられる。

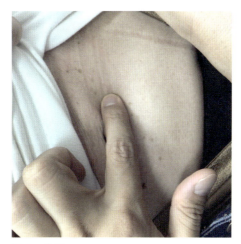

図3 腹診
臍傍圧痛(セイボウアッツウ)を認める。

表1 本症例の病歴と腹診の結果

| 病歴 | 半年前からの腹痛,2か月前からの便秘,骨盤の重い感覚 |
|---|---|
| 望診 | 焦っている |
| 問診 | 上熱下寒あり,肩こり,頭痛あり,20代から痔に悩まされている<br>障害児の介護に追われて夜も眠れずいつもそわそわして焦る,常に不安感がある |
| 腹診 | 腹力あり,心下痞硬あり,胸脇苦満あり<br>臍上悸あり,左臍傍圧痛あり,小腹急結あり |

慢性便秘症・精神不安 209

これらの所見から，瘀血（冷えの Type Ⅲ）を背景とした高度便秘症に加えて，ストレスを反映した肝気うっ血（胸脇苦満，臍上悸より）と診断しました。

## 漢方方剤のアプローチ

漢方所見として瘀血が強く，小腹急結と臍傍圧痛を認めたことから，便秘については桃核承気湯証と考え，この方剤を処方しました。また，胸脇苦満，臍上悸を認めたことから，不眠・ストレスには，竜骨牡蛎に柴胡の併用が望ましいと考え，柴胡加竜骨牡蛎湯を選択しました。

## その後の経過

桃核承気湯 5 g　1 日 2 回で朝・夕食前より開始し，寝る前に柴胡加竜骨牡蛎湯 2.5 g　1 日 1 回を併用し，2 週間後の外来では，すっきりした表情で以下の報告がありました。

"便通がとても楽です"

"今まで夜を迎えるのが怖かったのが，寝る前の漢方薬のおかげか，夜寝ているときにびっくりして起き上がることが減りました。子どもの介護でストレスを感じることも減りました"

## 症例の考察

前項の症例（➡ 201 頁）に類似していますが，今回は瘀血の所見に加えて，胸脇苦満，臍上悸を認めたことから，駆瘀血剤に柴胡剤を併用したことで，便秘の治療もさることながら，ストレス緩和作用も期待でき，結果的に夜間不眠の問題も解決できた症例でした。駆瘀血剤と柴胡剤の併用は漢方的に良好な組み合わせです。ぜひ知っておくとよいでしょう。

## コラム

# Calling, 縁を大切に, 一例一例を大切に

　医師になって 17 年が経った。まさか自分が本を書くことになるなんて, 夢にも思っていなかった。そこで, これまでの自分が歩んできた道を振り返りながら, どのように勉強してきたのか, 軌跡をたどってみたい。

### なぜ医師を目指したのか

　もともと医学部を目指したのは, 精神科医になりたかったからだった。私が思春期を過ごした 1990 年代後半は, 激動の時代で, 神戸の少年 A の事件が起こるなど, とにかく世間が騒がしかった。オウム真理教のサリン事件もこのころだった。心身を病む人は多かったと思う。ご多分に漏れず, 私も中学生のときに初めての挫折を味わい, 生きていることがつらく, 死にたいと思うこともあった。そんなときに, 今は亡き母が, 『あるがままに生きる』[1) という本を買ってきてくれた。精神科医の大原健士郎先生が, 森田療法を通じて心身症を克服した患者さんの体験談をまとめた本だった。私はこの本を貪るように読んだ。そして自分は, 将来, 心療内科医か精神科医になろうと決めた。一浪を経て医学部に入学した。

### セロトニンの研究をしてみたい

　医学部 2 年生のころだ。今では低学年から臨床科目の履修が始まるが, 当時は医学部 3 年生の後半から臨床科目が始まり, それまでの間は基礎医学をみっちり学ぶカリキュラムだった。思い出に残る講義はたくさんあるが, 特に印象的だったのは, "セロトニン"という脳内神経伝達物質を専門に研究していた生理学教授の講義だった。講義では, セロトニンやノルアドレナリン, メラトニンなどの用語をよく耳にした。"セロトニン神経を鍛えると, メンタルが安定化してくるんだよ"と教わり, 精神科医に興味のあった私は, 医師になったらセロトニンの研究をしてみたいと漠然と思っていた。

　医学部 4 年生のときだ。ESS（English speaking society）という部活動に

慢性便秘症・精神不安　211

所属していた私は，関東圏内の医学生が集まって，基礎医学研究を英語で発表するというイベントがあることを耳にした。当時，私は New England Journal of Medicine の Case Records of the Masachuset's General Hospital を用いた症例検討会に定期的に参加しており，そこでお世話になっていた病理学の教員に相談したところ，ある脳神経外科の教員を紹介してもらい，実験の手ほどきを受けることになった。夏休みを使って実験室にとどまり，暑い盛りに朝から晩までラットの脳梗塞の研究に勤しんだ。そして得た研究成果をどうにか英語で発表することができた。実を言うと研究はあんまりうまくいかず，ほとんど教員に手伝ってもらったのだが，英語で基礎研究の結果を発表するなんて，これが初めてのことだった。そんなことから，指導を受けた脳神経外科の教員から"将来君は脳神経外科に入るんだな"と言われていた。セロトニン神経の研究をしてみたかったから，それもありかなと思っていた。

## 身体診察にハマって大船中央病院へ

しかし，医学部 5 年生のときに，またもや転機が訪れる。初めて参加した家庭医療学会（日本プライマリ・ケア連合学会の前身）の夏季セミナーで，当時名古屋大学総合診療科の鈴木富雄先生のレクチャーを受講したとき，あまりの面白さに身体診察にハマってしまったのだ。基礎実験よりも，患者さんの話を聞いたり，体に触れたりするほうが自分には合っているのではないかと思った。

ちょうど，医学部 6 年生のときに短期間外部の病院で実習が許された。出身大学の関連病院がたまたま大船中央病院だった。そこで，須藤 博先生との出会いがあった。一番思い出深かったのは，舌圧子を用いた内頸静脈の診察だった。ベッドサイド診察を目の当たりにした私は，さらに身体診察に興味をもつこととなった。そこで，初期研修は大学を離れて診察のイロハを学べるところに行こうと考え，大船中央病院を選んだ。だが，研修を始めてみたら大変だった。患者さんの話を聞くための方法論なんて学生時代にはほとんど学んでいなかったし，診察の手技だって，OSCE で教わったはずなのに，まったく現場で生かすことができず，日々悶々としていた。加えてサーフロー挿入や中心静脈ライン挿入，胸腔穿刺，腹腔穿刺

……などの手技もこなさなくてはならず，いつしか病歴や身体所見なんてアタマから抜け落ちてしまっていた。あっという間に初期研修の期間は過ぎてしまった。

## 脳神経外科の門を叩く

　精神科医になりたいという夢はどこへやら，初期研修を終わっても，自分は何を専門にするのか，まったく決まっていなかった。そこに学生時代に実験の手ほどきを受けた脳神経外科医の先生からお誘いがきた。とりあえず脳神経外科の門を叩いてみることにした。それは息つく暇もない怒涛の日々の幕開けだった。脳神経外科に入局した最初の1年間で，自宅に帰ることができた日は，指で数えられるくらいしかなかった。来る日も来る日も医局と病棟とICU，救急外来を往来する毎日が続いた。くも膜下出血の患者さんを担当したら2週間は家に帰ることができなかった。上司からは，手術が成功しても患者さんがspasm（脳血管攣縮）を起こしたら君の管理がなってないせいだからねと言われ，何かあればすぐに起きて処置ができるように，17時以降はICUで患者さんのベッド脇にストレッチャーを用意し，そこで寝泊りした。入局して半年で後頭部に円形脱毛症を発症した。後にも先にもあれほど濃密だった時間はない。まあ印象深い患者さんともたくさん出会えたので，それはそれでgiftではあるのだが……。

　その後，基礎研究でセロトニン神経の研究ができるかと思い，母校の基礎研究室にアプライしようとしたら，なんと，"〇〇教授はお辞めになりました"と悲しい返事が届いた。研究内容を変更する必要が生じ，急遽，脳梗塞の研究を行うことになった。来る日も来る日も朝早くから夜遅くまで実験室に閉じこもって動物実験のモデル作製に勤しんだ。体長15cmにも満たないような小さなマウスに全身麻酔をかけて頸動脈を露出し，数mmの糸を血管内に挿入して脳梗塞モデルを作製するのだが，これがなかなかうまくいかない。少しでも手を誤ると頸動脈から大出血するし，途中でマウスが痙攣を起こせばすべてが水の泡。暗い実験室で朝から晩まで動物実験をしていたらいつの間にか，うつ状態に陥ってしまった。心身ともに疲れ果てて，脳神経外科の臨床に戻ることもできなかった。すべてをや

慢性便秘症・精神不安　213

めてゼロからスタートしようと思った。

## 再び大船中央病院へ

　遅きに失した感はあるが，医師5年目から内科専攻医として大船中央病院で医師生活を始めた。脳神経外科の臨床に携わった経験はここで活きた。救急室での診療はさほど苦にならなかった。大船中央病院では病歴やバイタルサイン，身体所見の基本をあらためて習得する機会に恵まれた。初期研修医のころとは全く異なり，ある程度手技ができるようになっていたこともあって，ベッドサイドで患者さんの話を聞く余裕ができ，指導医から身体所見のイロハを間近で学ぶことができた。そのときの指導医が須藤　博先生であった。ここでの経験が今の自分の礎になっていると思う。いつの時代でも，医師はやり直しがきくのである。

　そこでの数年間に，さまざまな患者さんを診るなかで，肝疾患の患者さんと話しているときが一番心地よかった。当時はC型肝炎のインターフェロン治療が趨勢でウイルス性肝炎の患者さんがとても多かったのだが，なぜかみんな私にやさしかった。採血を失敗してもまったく怒る様子もなく，"先生応援しているから頑張って"と言ってくれた。涙が出るほどうれしかった。アルコール性肝硬変で運ばれてくる患者さんも多かったが，なぜか彼らを責めることができなかった。アルコールを飲んでしまうのはそれなりに生活背景が大変なのだ。むしろ"アルコールに溺れてしまうようになってしまった原因は何だろう"と，病気を発症するに至った背景まで考えることを大切にするようになった。肝疾患を専門にしようと思った。

## 消化器内科に進む

　その後，ご縁をいただいて，聖マリアンナ医科大学消化器内科で消化器診療のイロハを学んだ。そこでは専門的な内視鏡手技を丁寧に教えていただいた。今もとても感謝している。1つ心残りだったのは，日々のディスカッションに病歴や身体診察がほとんど出てこなかったことだ。カンファレンスで繰り広げられる議論の中心は内視鏡やMRI，超音波検査の異常所見ばかりであり，患者さんを診ているというよりは，患者さんの壊れた

パーツを評価し，修理するプロセスを学んでいるように私には思えた。

専門的な治療手技を体得していることは素晴らしいと思うし，それを実践できる先生方を私は心から尊敬している。ただ，消化器内科をローテートしてくる医学生や初期研修医には，専門的な検査や治療手技よりも，患者さんの話を聞き，体を触れて得られる情報からどんなことを考えるかを教えたほうがよいのではないかと思っていた。つまりは病歴聴取と身体診察の実践なのだが，当時はその楽しさを教えられる先生がいなかった。

### 研修医指導と振り返りノート

転機は 2016 年に訪れた。消化器内科専攻医だった私に，夜間救急外来での初期研修医指導の話が舞い込んできた。およそ 4 か月間，私を含めて 3 人の専攻医で持ち回りし，夜間救急に受診した患者さんを研修医と一緒に診療するというものだ。そこでは普通の感冒もあれば，歩いて来院したくも膜下出血もあり，疾患のバリエーションは多彩だった。

ここでの経験は語りつくせないほど私の医師人生に大きな影響を与えた。大学病院なので各科の専門医はそろっている。コンサルトは自由だ。しかも放射線科読影医も 24 時間常駐している。こんなに理想的な環境はない。研修医を指導しながら自分自身が学ぶことのできる絶好のチャンスだと思った。そこで私は研修医と診た症例をすべて，夜間救急終了後の翌日午前いっぱいを使って振り返り，患者さんの病歴やバイタルサイン，全身状態，身体所見からどの程度正しい臨床判断を下すことができたのかを自分自身にフィードバックした。つまり，多かれ少なかれ診断するために採血や画像検査を行うことになるのだが，これらの検査を提出する前に，臨床診断はどの程度正確に行われていたのかを振り返るのだ。これが今も私が続けている臨床症例振り返りの基盤となっている。当時のノートを供覧しよう（図 1，2）。

ポイントはパソコンを使わなかったことだ。大学ノートにひたすらペンで書きこんでいた。躍動感あふれるペンタッチからは，本当にその場を楽しんでいた様子が思い出される。

慢性便秘症・精神不安　215

図1 大学病院夜間救急時代の経験症例の振り返り

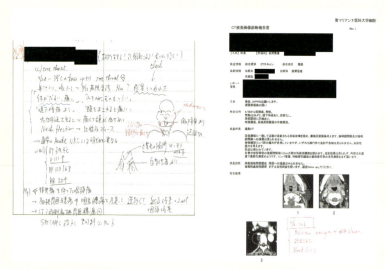

図2 症例の振り返り

## 好奇心や感動を大切にすることこそが教育だ

　あるとき，2年目の初期研修医が私にこう言った。

　"先生，僕は虫垂炎の患者さんをまだまともに診断できたことがありません。一緒に診てください"

　虫垂炎の臨床診断はとても難しい。本書でも述べたように，虫垂の先端が向く位置や方向がバラバラなので，病歴はもちろん，身体所見の手技を1つひとつ丁寧に行って診察する必要がある。だが私はとてもうれしかった。

　"よし，そしたら，なるべく僕が担当する日について。腹痛の患者さんが来たら，まず僕に知らせて。そして先生の診察手技の一挙一動を僕がみて指導するから"

　そうやって彼との腹痛臨床指導が始まった。

　あれは指導医の期間が終わる直前の夏だっただろう。ある夜，くだんの研修医が興奮した声で寝ている私を起こした。

　"先生，僕わかりました。この患者さん虫垂炎だと思います。直腸診を行って圧痛がありましたから，虫垂炎の向きは……"

　と（患者さんには申しわけないが）感動した表情で私に話しかけてきた。

　私は

　"よし。先生，じゃあ自信をもってCTをオーダーして。採血も，必要なら造影も"

　と答えた。

　それは見事な虫垂炎だった。白血球数もしっかり上昇しており，腹膜刺激徴候もあった。当時は虫垂炎と診断したら原則外科コンサルトで，緊急手術の流れが多かった。くだんの症例もそのまま緊急手術となった。そこで私は続けた。

　"先生自身が話を聞いておなかを触って診断がついたんだ。これで外科医にバトンタッチして終わりじゃもったいない。先生のPHSは僕が預かるから，今から手術室に行って術衣に着替えて実際の腫れた虫垂を見せてもらいなさい"

　研修医は目を輝かせながら手術室に向かった。

　後で聞いた話だが，夜間救急の研修医が手術室に来ることなどめったに

ないことだったらしい。外科の執刀医から研修医はとても褒められたよう
だ。別に褒めてもらおうと思って彼を手術室に送ったわけではない。苦労
して病歴聴取のイロハから学び，診察所見を経て診断に至った虫垂炎だ。
思い入れは深いだろう。この純粋な好奇心や感動を大切にすることこそが
教育なのではないだろうか。私の心の中にふつふつと湧き出るものがあっ
た。

## 川崎市立多摩病院へ

　そんなとき，当時教えていた研修医の誰かが，救命救急センターの教授
に私の存在を伝えたようだ。あるとき私の PHS に見たことのない番号か
ら電話がかかってきた。
　"君はずいぶん面白いことを研修医に教えているようだね，一度話を聞
かせてくれないか？"
　そのときの教授が平 泰彦先生と藤谷茂樹先生だった。どちらも救急医
学の世界ではカリスマ的存在だ。私は緊張のあまり教授室に呼ばれてずっ
と固まっていた。
　おもむろに
　"君は消化器内科を専攻しているようだが，どうも働きをみると，消化
器内科というよりも総合診療的な分野のほうが親和性が高いような印象が
ある。来年(2017 年)川崎市立多摩病院に総合診療センターという新しい
部門が創設されるんだが，君，そこに行ってみないか。消化器内科医とい
う肩書で，実際は総合診療内科のドクターたちと患者さんを診療して欲し
い。もちろん学生や研修医教育も行える"

　なんとありがたいお話だろうか。この出会いも私の中では忘れられない
ものだ。
　2017 年に川崎市立多摩病院に異動して，医学生にクルズスを行うこと
になった。テーマはバイタルサイン。徳田安春先生の『バイタルサインで
ここまでわかる！　OK と NG』(カイ書林)[2] を片手に，実際の症例を提示
しながら，医学部 5 年生に 30 分でバイタルサインの tips を教えるという
ものであった。あるとき，いつものようにクルズスを終えて片づけをして

いたところに，石井大太という眼の澄んだ学生が現れた。

"先生の授業，とても楽しかったです。私は解剖学の研究をしようと思っていたのですが，先生の話に魅了されて臨床医として働きたいと思います。先生はどこで臨床研修をされたのですか？"

なんと驚いた。こんなことを言う学生はこれまで一度も出会ったことがなかった。

## 三たび大船中央病院へ

その後，母に乳がんが見つかり，余命数年の母をどう看るかという話になった。母は大船中央病院で乳がんの治療をしていたので，何かあったときにすぐ駆け付けられるように大船中央病院に再就職するしかないと決めた。当時の院長は須藤 博先生で"内科医が充足していないから君が来てもらえたらありがたい"と言っていただいた。さらに時を同じくして石井大太医師が国家試験に合格したとの知らせを聞き，なんと研修先は大船中央病院に決めたという。医師になった彼と，医師12年目だった私は一緒に大船中央病院に就職することになり，今に至るのである。その間に医学書院医学書籍編集部の天野貴洋さんや「総合診療」編集室の野中良美さん，山内 梢さんとの出会いがあり，このような執筆の機会までいただけたのは誠に感慨深い。

こうやって自らの軌跡を振り返ってみると，端々にいろんな方との出会いがあり，その出会いがご縁となって，次のライフステージを決めていることを感じる。

それは日々出会う患者さんでも同じことがいえると思う。各々の患者さんとの出会いは縁そのものである。私がその日その場にいなかったら，その患者さんとは出会うことはないし診療する機会もない。そう考えると，本当に一期一会という言葉が心に沁みてくる。

私は縁という言葉が大好きである。患者さんの症例を振り返るのは，この縁に感謝し，患者さんのつらい症状を少しでも和らげることができるよう医師として一生懸命勉強し，尽くすことに他ならない。まことに医師と

慢性便秘症・精神不安　219

いう職業は，私にとって，Calling，天職だと感謝している。

文献
1）大原健士郎：あるがままに生きる．講談社，1994
2）徳田安春：バイタルサインでここまでわかる！　OK と NG．カイ書林，2010

# 索引

## A

A 型胃炎　131
AL アミロイドーシス　125
alcoholic ketoacidosis；AKA　138
Alvarado score　020
anterior cutaneous nerve entrapment syndrome（ACNES）　030
asterixis　097
auscultatory percussion　075

## B

Blumberg sign　016
Boas sign　048
bruit　050
bulging flanks　090, 100, 108

## C

caput medusae　097, 100
Carnett sign　029
Chilaiditi 症候群　070
colicky pain　079
Cruveilhier-Baumgarten（C-B）murmurs　097, 101
Cullen sign　039
cupid-bow sign　038

## D・E

DPP-4 阻害薬　042
earlobe pulsation　112

## F

familial mediterranean fever（FMF）　024

fast pitting edema　085, 108
functional dyspepsia（FD）　008, 169
functional gastrointestinal disorders（FGIDs）　008

## G・H

Gray-Turner sign　039
Henderson-Hasselbalch の式　004
Henderson の式　004
Hi-Phy-Vi　037
Hunter 舌炎　129
hypersegmented neutrophil　130

## I

irritable bowel syndrome（IBS）　008
intraductal papillary mucinous neoplasm（IPMN）　042

## K・L

Kehr sign　058
Lanz 点　015
liver span　096

## M・N

macroglossia　120
Mallet-Guy sign　040
McBurney 点の圧痛　015
median arcuate ligament syndrome（MALS）　063
Murphy sign　044
non anemic iron deficiency（NAID）　190

## P

P-A-T-F-L　012
pain on percussion　016

221

palmar erythema 097, 105
percussion tenderness 016
Phalen sign 121
pitting edema 098, 106
pit recovery time 085
probing technique 169

## R

rebound tenderness 016
Rosenstein sign 017
Rovsing sign 016

## S

shifting dullness 091
slow pitting edema 085, 108

## T

Tanyol sign 090, 100, 108
tea-like urine 135
Terry 爪 097, 105

## V・W

vascular spider 097
venous dilatation of abdominal wall 097
visible gall bladder 045
visible peristalsis 081
winking earlobe sign 112

## 和文

## あ

アミロイドーシス 122
アライグマの眼サイン 126
アルコール性肝硬変 099
アルコール性ケトアシドーシス 138

## い・う

胃内停水 167
胃痛 068
飲酒量 036
咽中炎臠 173
陰陽 151
うんちしたい症候群 014

## お

黄疸 097, 134
瘀血 156, 201, 205

## か

家族性地中海熱 021
カテコラミン・リリース 005
過敏性腸症候群 008, 182, 195
肝硬変 095
肝濁音界 096
肝濁音界消失 070
肝嚢胞 083
漢方フィジカル 150
関連痛 057

## き

気鬱 183
気血水 151

器質的疾患　008
機能性高体温　163
機能性疾患　008
機能性消化管障害　008
機能性ディスペプシア　008, 165
急性膵炎　035
急性胆嚢炎　044
急性虫垂炎　012
急性腹痛　002
胸脇苦満　157
虚実　151
巨舌　119
金匱要略　173

## く・け

クモ状血管腫　097, 104
血管雑音　050
血虚　156, 165, 182
月経困難症　182
結腸嵌入症　070

## こ

高血圧　115
高中性脂肪血症　042
高山の圧痛点　039
五苓散　179

## さ

三黄瀉心湯　179

## し

自己免疫性萎縮性胃炎　131
十二指腸潰瘍　069, 144
十二指腸潰瘍穿孔　069
手掌紅斑　097, 105
消化管出血　141

消化管穿孔　068
小建中湯　173
小建中湯証　199
小腹急結　203
小腹不仁　159
女性化乳房　097, 105
心下痞硬　157, 167
心窩部振水音　157
腎動脈狭窄症　114

## す

水毒　152
膵管癒合不全　042
膵管内乳頭粘液性腫瘍　042
膵癌　042

## せ

臍上悸　158
精神不安　206
正中弓状靭帯圧迫症候群　061
臍傍圧痛　158, 208
舌下静脈の怒張　208
切診　150
舌診　152
疝痛　079
前皮神経絞扼症候群　027

## た

大建中湯　177
体性痛　057
竹久夢二証　184
打診　071
胆石　042

## ち

虫垂炎　012

索引　223

腸炎　023
腸閉塞　078
腸腰筋徴候　017
直腸診　017

## て

鉄欠乏　190
デルマトーム　057
天使の弓サイン　038

## と

桃核承気湯　178
桃核承気湯証　204, 210
当帰芍薬散　176
当帰芍薬散証　186

## な・に

内臓痛　056
尿閉　073

## は

バイタルサイン　003, 004
梅核気　173
羽ばたき振戦　097, 106, 108
半夏厚朴湯　172

## ひ

冷えの分類　153
脾虚　195
ビタミン $B_{12}$ 欠乏　130
脾破裂　055
非貧血型鉄欠乏症　190
病歴　003
貧血　188

## ふ

フェリチン　190
腹腔動脈解離　050
腹診　008, 156
腹水　089
腹直筋攣急　157, 197
腹部膨隆　073
腹壁出血斑　039
腹壁静脈の怒張　097
腹膜刺激徴候　016
茯苓飲合半夏厚朴湯　172
不定愁訴　188
ブルイ　050, 063
聞診　150

## へ

閉鎖筋徴候　017
便の色調　143

## ほ

膀胱の聴性打診　075
望診　150, 151
補中益気湯　178

## ま

慢性腹痛　006
慢性便秘症　201, 206

## み

見える胆嚢　045
見える腸蠕動　081
耳たぶゆらゆらサイン　112

## め・も

メデューサの頭　100
めまい　165
問診　150, 152

## り

六君子湯　171

## ジェネラリスト BOOKS シリーズ 好評発売中

### 総合内科対策本部
### これってどうする⁉

編集　横江正道

- 頁372　2024年　4,950円（本体4,500円＋税）　[ISBN978-4-260-05659-5]

### 糖尿病・内分泌疾患の常識＆非常識

著　岩岡秀明／中山久仁子

- 頁260　2024年　4,180円（本体3,800円＋税）　[ISBN978-4-260-05479-9]

### 高齢者診療の極意

著　木村琢磨

- 頁296　2022年　4,400円（本体4,000円＋税）　[ISBN978-4-260-05027-2]

### かゆいところに手が届く！
### まるわかり糖尿病塾

編集　三澤美和／岡崎研太郎

- 頁402　2020年　4,950円（本体4,500円＋税）　[ISBN978-4-260-03928-4]

### 子どものけいれん＆頭痛診療

著　二木良夫

- 頁162　2020年　3,850円（本体3,500円＋税）　[ISBN978-4-260-04278-9]

### 薬の上手な出し方＆やめ方

編集　矢吹　拓

- 頁322　2020年　4,400円（本体4,000円＋税）　[ISBN978-4-260-03959-8]

### "問診力"で見逃さない神経症状

著　黒川勝己／園生雅弘

- 頁150　2019年　3,520円（本体3,200円＋税）　[ISBN978-4-260-03679-5]

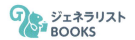
## ジェネラリスト BOOKS

---

### 整形画像読影道場
著　仲田和正

● 頁166　2019年
3,960円（本体3,600円＋税）
[ISBN978-4-260-03833-1]

---

### トップランナーの感染症外来診療術
編集　羽田野義郎／北　和也

● 頁356　2019年
4,620円（本体4,200円＋税）
[ISBN978-4-260-03633-7]

---

### よくみる子どもの皮膚疾患
#### 診療のポイント＆保護者へのアドバイス
編集　佐々木りか子

● 頁256　2018年　カラー
4,400円（本体4,000円＋税）
[ISBN978-4-260-03620-7]

---

### 外来でよく診る
### 病気スレスレな症例への生活処方箋
#### エビデンスとバリューに基づく対応策
著　浦島充佳

● 頁212　2018年
3,960円（本体3,600円＋税）
[ISBN978-4-260-03593-4]

---

### いのちの終わりにどうかかわるか
編集　木澤義之／山本　亮／浜野　淳

● 頁304　2017年
4,400円（本体4,000円＋税）
[ISBN978-4-260-03255-1]

---

### 病歴と身体所見の診断学
#### 検査なしでここまでわかる
著　徳田安春

● 頁210　2017年
3,960円（本体3,600円＋税）
[ISBN978-4-260-03245-2]

---

### 認知症はこう診る
#### 初回面接・診断からBPSDの対応まで
編集　上田　諭
● 頁264　2017年　4,180円（本体3,800円＋税）
[ISBN978-4-260-03221-6]

### 身体診察 免許皆伝
#### 目的別フィジカルの取り方 伝授します
編集　平島　修／志水太郎／和足孝之
● 頁248　2017年　カラー　4,620円（本体4,200円＋税）
[ISBN978-4-260-03029-8]

### 保護者が納得！
### 小児科外来 匠の伝え方
編集　崎山　弘／長谷川行洋
● 頁228　2017年　4,180円（本体3,800円＋税）
[ISBN978-4-260-03009-0]

### 健診データで困ったら
#### よくある検査異常への対応策
編集　伊藤澄信
● 頁192　2017年　3,960円（本体3,600円＋税）
[ISBN978-4-260-03054-0]